肺磨玻璃结节与肺癌

邱维诚 李庆云 陆 勇 主编

PULMONARY GROUND GLASS NODULES
AND LUNG CANCER

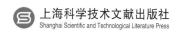

上海科学技术文献出版社
Shanghai Scientific and Technological Literature Press

图书在版编目（CIP）数据

肺磨玻璃结节与肺癌 / 邱维诚等主编. —上海：上
海科学技术文献出版社，2023
ISBN 978-7-5439-8830-9

Ⅰ．①肺⋯ Ⅱ．①邱⋯ Ⅲ．①肺疾病—诊疗
②肺癌—诊疗 Ⅳ．① R563 ② R734.2

中国国家版本馆 CIP 数据核字（2023）第 077674 号

责任编辑：苏密娅
封面设计：徐 利

肺磨玻璃结节与肺癌
FEI MOBOLI JIEJIE YU FEI'AI
邱维诚 李庆云 陆 勇 主编
出版发行：上海科学技术文献出版社
地 址：上海市长乐路 746 号
邮政编码：200040
经 销：全国新华书店
印 刷：常熟市人民印刷有限公司
开 本：787mm×1092mm 1/16
印 张：15.25
版 次：2023 年 3 月第 1 版 2023 年 3 月第 1 次印刷
书 号：ISBN 978-7-5439-8830-9
定 价：198.00 元
http://www.sstlp.com

《肺磨玻璃结节与肺癌》
编委会

主　编
邱维诚、李庆云、陆　勇

副主编
周　敏、刘海军

编　委
杨文洁、孙　木、任　健、车嘉铭、杨孝清、
宋爱玲、周剑平、韩丁培、李智慧、王晗琦、郭正雄

作者介绍

李庆云： 上海交通大学医学院附属瑞金医院呼吸与危重症医学科科室行政副主任，主任医师，教授，博士生导师

陆　勇： 上海交通大学医学院附属瑞金医院卢湾分院院长、上海交通大学医学院附属瑞金医院医务处处长，上海交通大学医学院附属瑞金医院放射科主任医师、教授、博士生导师

邱维诚： 上海交通大学医学院附属瑞金医院胸外科主任医师（退休）、上海交通大学医学院附属瑞金医院无锡分院（新瑞医院）胸外科主任医师

周　敏： 上海交通大学医学院附属瑞金医院呼吸与危重症医学科

周剑平： 上海交通大学医学院附属瑞金医院呼吸与危重症医学科

任　健： 上海交通大学医学院附属瑞金医院胸外科

车嘉铭： 上海交通大学医学院附属瑞金医院胸外科

杨孝清： 上海交通大学医学院附属瑞金医院胸外科

韩丁培： 上海交通大学医学院附属瑞金医院胸外科

杨文洁： 上海交通大学医学院附属瑞金医院放射科

李智慧： 上海交通大学医学院附属瑞金医院放射科

王晗琦： 上海交通大学医学院附属瑞金医院放射科

孙　木： 上海交通大学医学院附属瑞金医院信息科

宋爱玲： 上海交通大学医学院附属瑞金医院无锡分院（新瑞医院）

刘海军： 上海交通大学医学院附属瑞金医院无锡分院（新瑞医院）

郭正雄： 上海交通大学医学院附属瑞金医院无锡分院（新瑞医院）

序　言

为您科普肺磨玻璃结节知识，
让您把握自己身体的健康。

邱维诚
2022 年 10 月 28 日

目　录

Contents

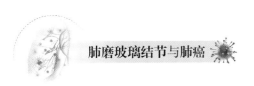

前　言

据世界卫生组织国际癌症研究机构数据统计，中国高发癌症中，男性肺癌患病率居首位，女性肺癌患病率居第二位，且肺癌患者的死亡率在所有癌症中高居首位。

随着社会生活水平的不断提高，人们的健康意识不断增强，健康观念逐渐升级，越来越多的人意识到健康体检的重要性。在健康体检项目中，胸部低剂量计算机薄层扫描（CT）在体检中得到广泛应用，许多 5 mm 以下的无症状肺部结节被检出，不仅对小于 30 mm 肺磨玻璃结节的诊断和鉴别诊断提供了大量信息，而且为肺癌的早检查、早发现、早治疗和提高肺癌的治愈率、降低死亡率起到了重要作用。

当拿到体检报告、发现胸部 CT 检查结果中有肺磨玻璃结节时，许多人会产生紧张、焦虑情绪，有时甚至会因此影响正常的工作和生活。为了帮助广大读者正确认识肺磨玻璃结节，了解肺磨玻璃结节与肺癌的区别，我们特编写了本书。

首先，有肺磨玻璃结节不等于得了肺癌，它是炎症、结核、肿瘤等诸多疾病在 CT 上的一种表现形式。小于 5 mm 的结节，90% 以上是良性结节；纯磨玻璃结节，即使直径达到 20 mm，生长也是十分缓慢的，仍有良性的可能；小于 15 mm 的混合磨玻璃结节即使是微浸润性腺癌或者浸润性腺癌，淋巴结转移的发生率很低，手术切除的预后是良好的，5 年生存率接近 100%。

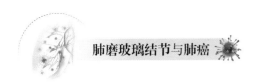

因此，肺部有了磨玻璃结节，应认真分析结节的大小、形态、密度、倍增的速度，是否有分叶、实性成分堆积、空泡、毛刺、胸膜牵拉、血管集束征、3D直径相近等恶性倾向，并通过随访，了解结节的动态变化。

本书编者对与肺部磨玻璃结节和肺癌有关的各类问题进行了归纳整理，以问答和病例分析的形式，解读了各类肺部疾病的临床特征，同时配合术后的病理切片结果，将CT影像表现与术后病理类型结合，使读者能够从CT影像和病理结果中了解肺磨玻璃结节，从而正确认识在体检中发现的肺磨玻璃结节，并进行合理治疗，最终达到健康长寿的目的。

随着广大医务工作者对肺磨玻璃结节和肺癌的临床实践和研究不断深入，新的诊断和治疗方法不断涌现，如本书的观点有不当之处，望同仁们给予斧正。

编者

2022-8-28

第一章 Chapter 1
肺磨玻璃结节和肺癌基础知识

随着社会生活水平的提高，人们对身体健康越来越重视。体检是了解身体健康状况的重要途径，科学健康体检，让疾病早发现、早诊断、早治疗，是提高生活质量、保障身体健康的必要措施。

体检中，在做了胸部 CT 检查之后，一些人发现自己肺部有磨玻璃结节，感到十分焦虑，影响了正常的生活和工作，也影响了健康。本书的目的是为了让大家了解肺部结节，学习专业知识，从而消除疑虑，正确对待疾病。广大医务工作者通过学习与肺磨玻璃结节的有关知识和临床实践，为患者提供更优质的服务。

一、什么是肺磨玻璃结节？

要发现肺磨玻璃结节，就要进行肺部 CT 检查，通过胸部 CT 的肺窗和纵隔窗来观察肺部情况在肺窗部分，我们可以看到肺的纹理，它由肺的各级支气管和肺动脉、肺静脉形成的。何为磨玻璃？就是我们在肺窗扫描的层面上，既可看到有结节的影像，又能看到影像后面的肺纹理，即支气管及血管，就像我们能看到磨砂玻璃后面的光和模糊的影子一样。既能看到有结节，又能看到肺纹理时，该结节就称为磨玻璃结节。

二、肺磨玻璃结节有几种？

1. 按大小分

（1）直径小于 5 mm，称为肺微小结节；

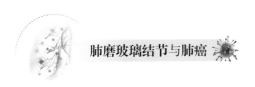

（2）直径 5—10 mm，称为肺小结节；

（3）直径 ≤ 30 mm，称为肺结节；

（4）直径大于 30 mm，称为肺肿块。

2. 按密度分

（1）纯磨玻璃结节，结节密度很淡，整个结节中无点状浓聚的小结节堆聚，肺纹理显示非常清楚。

（2）混合磨玻璃结节，结节因周边密度较淡，可看到肺纹理，中间有散在的浓密的点状结节堆聚，堆聚处肺纹理被掩盖。

（3）实性结节，结节密度增加，完全看不到其中的肺纹理。

3. 按数量分

肺部单发结节、多发结节。

4. 按性质分

良性结节、恶性结节。

三、有哪些疾病可在肺部形成结节？

（一）良性肺部结节

1. 炎性肺结节

（1）肺结核；（2）普通细菌炎症；（3）肉芽肿性炎；（4）隐球菌；（5）霉菌性肺炎结节。

2. 结构变异性结节

（1）肺错构瘤；（2）细支气管畸形结节；（3）硬化性肺细胞瘤；（4）孤立性纤维瘤。

3. 肺内淋巴结

（二）恶性肺部结节

1. 腺癌

（1）癌前病变：不典型肺细胞腺瘤样增生（AAH）；

（2）原位癌（AIS）；

（3）微浸润性腺癌（MIA）；

（4）浸润性腺癌（IAC）。

2. 鳞癌

3. 小细胞癌

4. 大细胞癌

5. 肉瘤

6. 神经内分泌癌

7. 类癌

8. 肺淋巴瘤

9. 肺转移性肿瘤

四、怎样区分结节的良恶性

表 1.1　良性结节和恶性结节的区别

	良　性	恶　性
外形	圆形	分叶状
密度	均匀	不均匀，有小结节堆聚、空泡征、小支气管充气征、截断征。可分成：1. 实变区，肺泡塌陷，无气体。2. 癌细胞浸润区（磨玻璃部分）。3. 交界区，1、2 交界处癌细胞附肺泡壁生长，在薄层 CT 上各层有不同表现
边缘	边缘光整	边缘有短毛刺、兔耳征、棘突征、胸膜凹陷、扭曲、牵拉征
血供	无变化	结节内及周围有血管增生，增多、扭曲等，称血管集束征
动态变化	如为炎性病变，会逐渐吸收，如为良性结节或肿块，可长期无变化	倍增时间在三个月或一年左右，经多次随访，病灶逐渐增大或密度增加
CT 三维重建	炎性病灶常呈扁平状，结核灶有子灶，常有钙化	病灶呈球状，三维直径接近
CT 增强值	增强前后变化不明显	CT 值增强前后相差＞ 30 HU，结节内及周围在增强后可见到增强的点状或条状血管影
PET-CT 值（病灶＞ 8 mm）	SUV 值＜ 2.5	SUV 值＞ 2.5
钙化	＞ 20%	小于 20%
淋巴结及肿瘤标记物	1. 无肿瘤标记物升高或仅轻度改变；2. 无异常肿大淋巴结	1. 纯磨玻璃结节或≤ 5 mm 的结节，无淋巴结转移，无肿瘤标记物升高； 2. ＜ 10 mm 的结节，没有淋巴结转移，约有 5% 左右的病例肿瘤标志物升高； 3. ＜ 20 mm 的结节，约有 5% 左右的淋巴结转移及 10% 的肿瘤标记物升高； 4. ＜ 30 mm 的混合磨玻璃结节，约有 20% 左右的淋巴结转移及肿瘤标记物升高

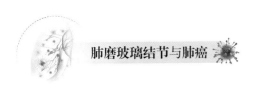

五、肺部为什么会有磨玻璃结节?

首先,肺部有磨玻璃结节不等于得了肺癌,很多疾病会在肺部形成磨玻璃结节,如:细菌、霉菌、病毒等多种微生物引起的肺部感染会在肺部形成磨玻璃结节阴影。一些良性病变,如错构瘤、炎性假瘤、硬化性血管瘤,寄生虫如肺棘球蚴病(又称肺包虫病)等,也会形成肺部结节。统计资料显示,5 mm 以下的肺磨玻璃结节,90% 以上是良性的。一些肺磨玻璃结节虽然较大,但在较长时间内不会发生变化。因此有了磨玻璃结节,及时就诊,做到早发现、早治疗,预后会很好的。早期的Ia 期和Ib 期肺癌,手术后不需要进行化疗或其他辅助治疗。

恶性的肺部磨玻璃结节,即肺癌的发病原因,可能与以下因素有关。

(1)吸烟:烟草中含有多种致癌物质,如尼古丁、焦油、亚硝胺、多环芳香烃、酚、苯、乙烯化合物、砷、铍、镍、铬等多种重金属。

(2)长期吸入有害有毒气体或与致癌物质接触而不注意防护,如焦油、石棉、甲醛、沥青、油漆、油烟、工业废气、汽车尾气、电离辐射、氡、雾霾、杀虫剂、除草剂、被动吸烟等。

(3)肺部慢性疾病:如肺结核、肺炎、慢性支气管炎、肺气肿、胸膜炎等慢性疾病,这些疾病增加了肺部癌变的风险。

(4)遗传因素:有肺癌或癌症家族史的个体,发生肺癌的风险较高,由于存在基因缺陷,在致癌因素的作用下,肺和支气管细胞容易产生癌变。

(5)个体原因:长期过度疲劳、焦虑、失眠、生物钟紊乱、内分泌失调、营养不良、免疫力降低等。

六、体检发现肺部有磨玻璃结节怎么办?

体检发现肺部有磨玻璃结节,要根据其位置、大小、密度、数量等做不同的诊断处理。

(1)小于 5 mm 的结节,90% 以上是良性的,可以每年体检时随访一次进行胸部 CT 检查,观察有无变化。对直径在 10 mm 左右的纯磨玻璃结节,大部分为惰性的结节,生长缓慢,也可以一年随访一次。直径在 10 mm 左右的实性结节,如边缘光滑,周边无毛刺,密度均匀,无空泡征,或以钙化成分为主的,也可一年随访一次。

（2）混合型和实性的肺结节，直径大于 5 mm 而小于 10 mm，性质不确定的，可以半年随访一次。

（3）混合或实性肺结节，直径大于 8 mm，如第一次体检发现，即使影像学有恶性表现，也应抗感染治疗 2 周左右，过 2—3 个月复查。经胸部 CT 检查，如结节缩小，则继续随访；如增大或密度增加，则建议手术切除或做 PET-CT 或穿刺活检，确定其性质后再做相应处理。

（4）如多年或多次胸部 CT 结果显示结节直径大于 8 mm，形状为分叶状，边缘有短毛刺，内有空泡征或小结节堆聚征，血管集束征，位于胸膜下的结节，有胸膜牵拉征，结节的三维直径相近等恶性的影像学特征，则建议通过微创手术进行切除处理。

（5）位于脏层胸膜或叶间裂处脏层胸膜下的磨玻璃结节，如为恶性，则最重要的特征是胸膜牵拉征。一旦肿瘤浸润并突破脏层胸膜，肿瘤细胞可能会散落到胸膜腔内，在壁层胸膜，尤其在膈肌表面形成多发的癌性结节，后期会产生癌性胸水，造成不可挽救的、以生命为代价的损失。所以对此类结节，即使直径在 5 mm 左右，也应及时通过微创手术切除。

七、肺磨玻璃结节手术的预后怎样？

肺磨玻璃结节手术的预后，与结节的大小、密度及有无淋巴结转移有关，如每年做体检行胸部 CT 复查，能早发现、早治疗，预后一般都很好。

根据临床资料统计，肺磨玻璃结节以肺腺癌为主，共分四个阶段：

（1）肺泡细胞不典型增生；（2）原位癌；（3）微浸润性腺癌；（4）浸润性腺癌。

由于第一阶段为癌前病变，尚未完全癌变，这阶段以纯磨玻璃结节为主，临床上很少采用手术治疗，因此这部分手术病例占磨玻璃结节手术患者总数的 1% 左右，也没有淋巴结转移和肿瘤标志物阳性。

原位癌，一般直径小于 20 mm，为纯磨玻璃结节，占磨玻璃结节手术患者总数的 3% ～ 5%，无肺内和纵隔淋巴结转移。以上两种类型手术后五年生存率约为 100%。

第三阶段是微浸润性腺癌，直径在 5 mm 左右的占 30%，6 ～ 10 mm 的占 60%，11 ～ 20 mm 的占 10%。说明微浸润性腺癌的磨玻璃结节大小多数在 6 ～ 10 mm 之间，这部分手术患者占磨玻璃结节手术患者总数的 25% 左右。此阶段为混合磨玻璃结节，实性成分少于 25%，肺内和纵隔内淋巴结转移均在 1% 左右，肿瘤标志物升高在 5% 左右，

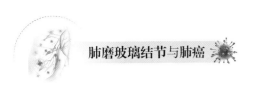

术后五年生存率接近 100%。

第四阶段是浸润性腺癌，这类磨玻璃结节实性成分大于 25%，直径在 6 ～ 10 mm 的占 30% 左右，11 ～ 20 mm 的占 40% 左右，21 ～ 30 mm 的占 25% 左右。手术患者占磨玻璃结节手术患者总数的 65% 左右。由此说明，浸润性腺癌多见于 10 ～ 20 mm、以实性成分为主的混合磨玻璃结节，而且是磨玻璃结节中占比最高的肿瘤。这些浸润性腺癌的淋巴结转移，10 mm 以下的与微浸润性腺癌相似；20 mm 以下的肺内和纵隔淋巴结转移均为 5% 左右。肿瘤标志物阳性在 10% 左右；直径在 30 mm 以下的，肺内及纵隔淋巴结转移各占 20% 左右，肿瘤标记物升高占 20% 左右，术后五年生存率在 80% 左右。

八、肺磨玻璃结节手术的范围怎么确定？

医生可以根据肿瘤大小、数量、位置、病理类型、患者年龄、身体状况、心肺功能等综合评估是否需要行肺磨玻璃结节手术。手术原则是最大限度切除病灶，最大限度保留健康肺组织。对于单个恶性磨玻璃结节主要有两种手术方式，一种为亚肺叶切除，一种为肺叶切除。亚肺叶切除又分为楔形切除和肺段、肺亚段和联合肺亚段切除。

手术应根据有关指南操作，以下是作者个人观点仅供参考。

（1）楔形切除：位于肺外 1/3 处的结节；直径 ≤ 20 mm 的纯磨玻璃结节或混合磨玻璃结节，实性成分 < 25% 的结节；没有淋巴结转移；高龄肺功能欠佳者；生长缓慢，倍增时间在 400 天左右者。要求切缘距结节边缘 15 mm 至 20 mm。

（2）肺段、肺亚段或联合肺亚段切除：位于肺中间及外 1/3 处的结节；直径 ≤ 20 mm 的纯磨玻璃结节或混合磨玻璃结节，实性成分 ≤ 25% 的结节；没有淋巴结转移或段间少量淋巴结转移。

（3）肺叶切除：位于肺门处的结节；直径 > 10 mm 的实性结节或直径 > 20 mm 的混合磨玻璃结节，实性成分 > 25% 的磨玻璃结节；肺内有多个段间或叶间淋巴结转移。如有 N2 淋巴结转移，建议进行化疗或靶向治疗等辅助治疗手段，降期后再行手术。

（4）同一侧肺或同一叶肺有多个结节，为保全肺功能，视结节位置、大小、实性成分多少等情况，由术者决定手术方式，尽量不做全肺切除。

（5）胸膜下结节，如有胸膜牵拉征等恶性倾向，作者认为应尽早手术，防止癌细胞突破胸膜引起广泛种植转移。一般在 6 mm 以上实性结节即可切除。其他部位实性成分或混合磨玻璃结节在 8 mm 左右，纯磨玻璃结节在 15 mm 左右可手术切除。

九、肺癌手术对淋巴结切除有什么要求？

肺癌手术中对淋巴结切除的要求分为两种，一是淋巴结系统清扫，二是淋巴结采样。以前常规要求是肺内三组、纵隔三组。目前考虑到磨玻璃结节的肺癌淋巴结转移发生率较低，因此术者根据肿瘤的情况综合考虑淋巴结的切除。但肿瘤标志物升高，在小于10 mm 的混合磨玻璃结节中也有较高的几率，因此肿瘤标志物的检查在磨玻璃结节随访中应列入常规检测。

十、癌性磨玻璃结节转移的方式有几种？

癌性磨玻璃结节，主要是腺癌，转移的方式有三种：血行转移；淋巴转移；种植转移。

1. 血行转移

肺是血液供应非常丰富的器官。血管直接由心脏发出，进入肺，血流在肺内完成氧气交换后又回到心脏，心脏每分钟搏动60～100 次，输送5000 ml 以上血液。癌细胞为了增殖、分裂快速增长，需要消耗更多的养料，就需要在周围和肿块内部有更多的血管提供血流，血流流经肿瘤，输送氧气和营养物质，也会带走脱落的肿瘤细胞，使它随血流到达全身各重要生命器官，如脑、肝、肾上腺这些血供丰富的器官，还有骨骼系统，从而形成肺癌的血行转移。

2. 淋巴转移

淋巴系统存在于我们身体的各个部位，肺组织有丰富的淋巴系统，它由淋巴液、淋巴管和淋巴结构成，是重要的免疫系统。淋巴液中有抗体，淋巴结中的淋巴细胞和网状细胞，在微生物、异物、肿瘤细胞等入侵时，通过吞噬等方式消灭、抵御这些入侵者，阻挡肿瘤的蔓延，由于肿瘤细胞的快速增殖、分裂，当机体免疫功能低下时，无法阻挡肿瘤细胞沿淋巴系统向远处扩散，产生肿瘤的淋巴转移。

转移的一般规律是：中下肺叶肺癌的肺内淋巴结，经隆突下向上纵隔和对侧肺门转移。上叶肺癌由肺内淋巴结直接向上纵隔转移，稍晚可向下至隆突下及对侧肺门。晚期肺癌可由颈部锁骨上淋巴结转移。

3. 种植转移

位于脏层胸膜下的癌性磨玻璃结节，或叶间裂下的癌结节，当癌组织浸润并突破脏

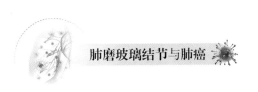

层胸膜后，随着肿瘤的长大，癌细胞脱落而种植于脏层和壁层胸膜，尤其是膈肌表面，形成很多大小不等的癌结节，产生癌性胸水或心包积液。

▌十一、肺磨玻璃结节有几种形态，分别是怎样形成的?

肺磨玻璃结节分为纯磨玻璃、混合磨玻璃和实性结节三种形态，它们大都是腺癌，生长在肺的外周，起源于肺泡或细支气管的腺上皮，在致癌因子的作用下，产生细胞变异。

癌细胞沿肺泡壁贴壁生长，肺泡壁变厚，当这些受浸润的肺泡重叠在一起时，或该区域的肺泡壁被癌细胞浸润，但肺泡内仍有气体时，产生了磨玻璃样改变，此时为纯磨玻璃结节。

当癌细胞继续分裂扩增时，肺泡逐渐被癌细胞占满，肺泡实变，形成了小结节样堆集，这时为混合性磨玻璃结节。

当肿瘤进一步生长，结节中的肺泡全部实变，就形成了实性结节。由于肺癌细胞类型的不同，分化程度不同，那些恶性程度低、分裂和增殖较慢，接近正常的细胞，沿着肺泡壁贴壁生长，肺泡壁虽有增厚，但仍有气体充盈，形成的纯磨玻璃结节，可以长时间无变化。

而那些恶性程度高，增殖快的肿瘤，如乳头状和微乳头状癌细胞，很快浸润和占据肺泡，形成实性成分。

▌十二、恶性肺磨玻璃结节有哪些影像学特征?

1. 分叶状

在胸部 CT 的肺窗上，恶性磨玻璃结节的形状一般像树叶，有的地方凸出来，有的地方凹进去，我们称之为分叶状，它是恶性肺磨玻璃结节的重要特征之一。其原因是因为肺癌在细胞分裂扩增的过程中，各个方向的速度不一样，生长速度也不一样，所以表现为凹凸不平。另外，肺内有很多支气管和肺血管，肿瘤被这些组织阻挡，向外扩展也没有肺泡处容易，这可能也是一个因素。

2. 空泡征

空泡征可能是判断磨玻璃结节良恶性的一个主要特征，形成空泡征的原因主要有以下几个方面。

（1）随着肿瘤长大和实变，肿瘤内部血供不能满足生长的需要，因此因缺血而致该处肿瘤组织坏死，形成空洞。

（2）肺磨玻璃结节如起源于细支气管的腺上皮，癌细胞浸润管壁而使管壁狭窄，远端细支气管可能因癌细胞浸润而闭锁，由于吸气是主动运动，气体在吸气时进入细支气管，而呼气是被动运动，呼气时气体不能从细支气管中出来，由于气体在细支气管中积聚，细支气管局部膨胀而形成了低密度的空泡征。

（3）肺泡中粉尘颗粒积聚，当肺吸入烟雾后，烟尘进入肺泡，当肺泡中沉积了较多的烟尘后，在该处肺组织中形成了黑色的斑点，被尘细胞占据肺泡后，癌细胞在这些肺泡中占据的空间减少了，在该处形成的磨玻璃结节中，被粉尘颗粒占据的地方，就出现了较淡的空泡征。

（4）胸膜牵拉征。位于胸膜附近的磨玻璃结节，如出现胸膜牵拉征，则是恶性的可能较大。肺组织分为肺实质和间质两部分，肺实质主要由许多肺泡组成，当肺泡充满气体时，肺就膨胀，肺间质中有纤维结缔组织和弹力纤维及毛细血管等。当该处肺组织被癌细胞浸润后，肺泡和弹力纤维均受浸润，肺泡实变，弹力纤维挛缩变短变粗，使肺膨胀受限，该处胸膜出现凹陷性改变，我们称之为胸膜牵拉征。

3. 短毛刺征

恶性磨玻璃结节出现分叶状改变，在其边缘有短毛刺样突出，可能因该处肺组织被癌细胞浸润后，淋巴液回流受阻，使淋巴管增粗增多，形成短毛刺；也因为癌组织有丰富的血供，其周围有增粗的小血管而形成毛刺或棘突突起。

4. 血管集束征

肺部肿瘤直径在 2 mm 以下时，血供和正常的肺组织一样，但在癌细胞继续增殖、肿瘤生长过程中，需要更多的营养物质，才能满足癌细胞快速分裂、增殖的需要，这就需要增加血液供应。癌组织在端粒酶的作用下，促使新生血管的形成和生长，这些新生血管与原有的肺血管相连接，随着血流的增加，这些血管会增粗，由于癌肿的浸润，肺结节及周围的肺组织膨胀受限，使周围的血管扭曲变形，并向癌组织靠拢，称为血管集束征。

在胸部增强 CT 中，我们可看到磨玻璃结节周围有强化的血管，也可看到结节内部有点状的强化灶。这些强化灶是造影剂进入肿瘤内部血管形成的，这也证实了癌组织有丰富的血供。

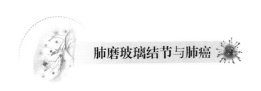

十三、肺磨玻璃结节怀疑肺癌后，我们应做哪些检查？

1. 与肺癌有关的肿瘤标记物检查

表 1.2　肿瘤标志物检查项目及正常值范围

标志物	正常值	意　　义
鳞状细胞癌抗原（Scc）	< 3.0 ng/ml	是非小细胞肺癌分泌的糖蛋白
神经元特异性烯醇酶（NSE）	10 ～ 25 ng/ml	在神经元和神经内分泌肿瘤中可测到其升高，在小细胞肿瘤中会升高
癌胚抗原（CEA）	0 ～ 10 ng/ml	存在于正常胚胎中，一些恶性肿瘤也可释放
角蛋白 19 片段	2.1 ～ 3.6 ng/ml	各类肺癌也可升高
部分消化道有关的肿瘤标志物		在肺癌患者中也会升高

2. 胸部低剂量螺旋薄层增强 CT+ 三维重建

低剂量螺旋 CT：指射线的低剂量，一般为 120 KV 和 20 ～ 50 mA。

薄层：指层距，普通的为 5 mm，薄层的层距为 1.5 mm、1.25 mm 或 0.625 mm。

增强：指经静脉注入显影剂进入肺部血管后扫描得到的 CT 图像。

三维重建：在薄层和增强扫描得到的 CT 图像基础上，对扫描的图像进行叠加，分别显示支气管、肺动脉、肺静脉和肺磨玻璃结节的三维结构的图像。

进行此项检查的目的主要有以下几个方面。①减少被检查者受到的 X 射线辐射的量。②从薄层 CT 上，我们可得到肺磨玻璃结节的更多信息，肺磨玻璃结节的很多细微结构，如空泡征、胸膜牵拉征、短毛刺征、细支气管截断征，这些结构本身只有 1 ～ 3 mm 大小，在 5 mm 层距的 CT 上不一定显示，而在 0.625 mm 层距的 CT 图像上，能从不同层面上看到这些细微结构，可以判断肺磨玻璃结节的性质。③增强剂可以得到结节在应用其前后的改变，如果 HU 值增加大于 30 ～ 50，则恶性可能性大。增强后由于血管中进入造影剂，肺血管与血管旁的淋巴结就可从不同的显影中加以区别，以发现是否有淋巴结肿大。④三维重建后，可以看到肺磨玻璃结节的立体图像，如果图像是球形的，三维直径相近，则恶性可能性大；如为扁平的扇形图像，则良性的炎性病灶可能性大。根据造影剂在肺动静脉内的浓度差异，经三维重建后，我们可以看到磨玻璃结节与支气管、肺动脉、肺静脉之间的关系，在术前可制订精确的手术计划，预先确定手术范围，要切除的血管和支气管，以便手术精准、精细，有利于根治和患者术后的康复。

3. 其他检查

对于混合磨玻璃结节和实性结节，可行纤维支气管镜检查、痰脱落细胞检查、经皮肺穿刺细胞学或病理学检查、PET-CT 等。由患者根据医师建议后决定。

十四、什么是肺癌 TNM 分期表?

表 1.3　肺癌 TNM 分期表（第 8 版）

M0	亚组	N0	N1	N2	N3
T1	T1a（mis）	Ⅰa1			
T1	T1a ≤ 1 cm	Ⅰa1	Ⅱb	Ⅲa	Ⅲb
T1	1 cm＜T1b ≤ 2 cm	Ⅰa2	Ⅱb	Ⅲa	Ⅲb
T1	2 cm＜T1c ≤ 3 cm	Ⅰa3	Ⅱb	Ⅲa	Ⅲb
T2	3 cm＜T2a ≤ 4 cm	Ⅰb	Ⅱb	Ⅲa	Ⅲb
T2	4 cm＜T2b ≤ 5 cm	Ⅱa	Ⅱb	Ⅲa	Ⅲb
T3	5 cm＜T3 ≤ 7 cm	Ⅱb	Ⅲa	Ⅲb	Ⅲc
T4	7 cm ≤ T4	Ⅲa	Ⅲa	Ⅲb	Ⅲc
M1	M1a	Ⅳa	Ⅳa	Ⅳa	Ⅳa
M1	M1b	Ⅳa	Ⅳa	Ⅳa	Ⅳa
M1	M1c	Ⅳb	Ⅳb	Ⅳb	Ⅳb

表的补充说明：

T 为肿瘤。

Tx：未发现癌。

T0：无。

Tis：原位癌。

T1a：微浸润性腺癌。

T1：肿瘤最大直径 ≤ 3 cm，周围包绕肺组织及脏层胸膜，未见支气管近端以上位置。

T2：3 cm＜肿瘤最大径 ≤ 5 cm，侵犯主支气管，但未侵及隆突，侵犯脏层胸膜，部分或全肺有阻塞性肺炎或肺不张。

T3：5 cm＜肿瘤最大径 ≤ 7 cm，肿瘤侵犯胸壁、膈神经、心包，原发同一肺叶内单个或多个卫星结节，包括上沟瘤，全肺不张。

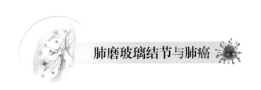

T4：肿瘤最大径＞7 cm，侵袭隆突、纵隔、心脏、大血管、喉返神经、主气管、食管、椎体、膈肌，同侧不同肺叶内孤立癌结节。

N 为区域淋巴结转移。

Nx：为无法评估。

N0：无区域淋巴结转移。

N1：同侧肺内、支气管、肺门淋巴结有转移。

N2：同侧纵隔内或隆突下淋巴结有转移。

N3：对侧纵隔、对侧肺门、同侧或对侧前斜角肌及锁骨上淋巴结转移。

M 为远处转移（指肝、脑、肾上腺、骨骼、肺等器官）。

Mx：无法评估。

M0：无远处转移。

M1a：胸腔或心包积液，对侧或双侧肺肿瘤结节，或上述情况合并发生。

M1b：单个器官单处转移。

M1c：单个或多个器官多处转移。

十五、肺癌分期有什么作用？

肺癌分期可为治疗提供依据。

（1）对Ⅰ期和Ⅱ期的肺癌，如无手术禁忌证，可直接手术治疗。Ⅲa 期的患者在行新辅助化疗后，如无手术禁忌证，对降至Ⅱ期的患者，可手术治疗。Ⅲb 期及Ⅲc 和Ⅳ期患者，只适用于内科治疗，包括：化疗、放疗、靶向、免疫治疗等。

（2）对Ⅰa 期和部分Ⅰb 期早期肺癌患者，术后不需做其他治疗，即不需化疗、靶向和免疫治疗。Ⅱ期和Ⅲa 期患者，术后需做放化疗或靶向或免疫治疗。

十六、肺磨玻璃结节手术前后有哪些注意事项？

（1）患者术前应戒烟 2 周以上，停服抗凝剂 1 周，如实向医生提供病史，加强呼吸功能锻炼。

（2）术后由手术室回病房后，陪护家属要注意患者麻醉清醒前安全，平卧至完全清醒，防止呕吐窒息，防止各种管道连接松开脱落，监护设备如有报警，及时与医务人员联系。

（3）术后第一天开始，患者半卧位，陪护协助患者拍背咳嗽，协助患者活动肢体和下床活动。

（4）出院后，观察和保护伤口清洁，加强肢体锻炼，防止肩关节粘连。

（5）术后 2 周左右，做一次回访，检查术侧肺膨胀是否良好，有否胸腔积液，检查切口愈合情况和肢体活动情况。

（6）出院后每 4 ～ 6 个月复查一次，进行胸部 CT、肿瘤标记物、肝肾功能、重要脏器及颈部 B 超等检查。

十七、肺部传统手术和肺部微创手术在切口上有什么区别？

肺部传统手术一般采用胸后外侧切口，常采用三点定位法。第一点：上中叶切除在腋前线第五肋间，下叶切除在第六肋间腋前线。第二点：在肩胛下角下方 2 ～ 3 cm 处。第三点：肩胛内侧缘与脊柱棘突连线的中点，将三点连成一线切开。传统手术分别切开皮肤、背阔肌、斜方肌、前锯肌和肋间肌，15 ～ 25 cm 长，损伤较大，由于撑开等原因，常损伤肋间神经和血管，甚至有肋骨骨折，术后常感切口疼痛及麻木，术侧肩关节活动受限，皮肤常留下一条很长的切口疤痕。

肺部微创手术的切口小、切断肌肉少、损伤小、出血少，减轻疼痛，不影响肩关节活动，美观。

十八、肺部微创手术主要有哪些类型？

肺部微创手术分两种类型：电视胸腔镜手术（video-assisted thoracoscopic surgery，VATS）和机器人辅助胸腔镜手术（robotic-assisted thoracoscopic surgery，BRATS）。

肺 VATS 手术一般选择在上中叶在第四肋间，下叶在第五肋间腋中线向前做 4 cm 切口，为操作孔。腋中线第六肋间或第七肋间做 1 cm 切口，为观察孔，放入 30° 或 45° 胸腔镜与显示屏相连，医生根据显示屏图像，用微创器械通过操作孔进行手术。

单孔微创手术，一般选择第五肋间腋中线前后做一 5 cm 左右切口，观察镜和操作器械，均由此孔进入胸腔。

肺 RATS 手术，分别在五或六和八肋间做小切口，放置观察镜，切割缝合器和机械臂。第三代达芬奇机器人可以经单孔放置所需器械，由主刀医师操控进行手术。

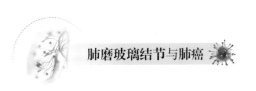

十九、肺部手术一定会切除肺叶吗？

在 20 世纪 80 年代以前，胸部检查以胸部 X 片为主，一般在患者察觉自身有剧烈或频繁咳嗽、胸痛、咯血等症状后，才去检查胸部 X 片，此时如果发现肺癌，一般以中晚期为多见，很少有 2 cm 以下早期肿瘤。因此，肺叶切除是当时治疗肺癌最常用的方式之一，袖式肺叶切除和全肺切除也很常见，有 30% 左右肺癌患者因有远处转移而失去手术机会。

随着胸部 CT 的应用越来越广泛，肺磨玻璃结节可以早期被发现，发现时大部分在 10 ～ 20 mm 之间，居于 I—II 期肺癌，可以有效做到早发现、早治疗、损伤小、预后好。因此现在做全肺切除手术的患者已十分稀少，除了浸润性腺癌需做肺叶切除外，其他如原位癌、微浸润性腺癌，均可做亚肺叶切除，即肺段或联合亚段切除，或肺楔形切除，这类手术更精细，损伤小、出血少，患者术后恢复快，术后 1 ～ 3 天可出院。

二十、VATS 手术能根治肺癌吗？

20 世纪 90 年代，在北京大学人民医院王俊教授的带领下，VATS 手术被引入国内，并通过举办学习班、学术交流会等形式向全国推广。

我国肺科手术由起初的治疗自发性气胸、肺大疱、手汗症等的简单手术，逐渐向复杂的肺癌手术、淋巴结清扫、食管癌根治、纵隔肿瘤切除等复杂手术发展。目前全国大型城市的三甲医院中，心胸外科手术多以 VATS 手术为主。随着 VATS 手术应用越来越广泛，也涌现出了许多领军型人才，他们发明了很多有特色的手术方式，如单向式肺叶切除，无抓持淋巴结摘除，肺血管、支气管骨骼化游离、肺段和联合亚段切除等。以前曾有人质疑 VATS 手术能否达到根治肺癌的目的，现在随着技术的不断进步和广泛推广，这种质疑已不复存在。

VATS 手术的特点主要有：观察镜有放大 6 倍的功能，微小的血管都能显示得很清楚，对肺组织、支气管、肺血管的损伤很小，在肺支气管、血管三维重建后，术前对手术切除的范围内需要切除的血管和支气管已十分明确。因此手术时目标很明确，可以精细、精准地实现肺段或联合亚段切除。

RATS 手术，由于达芬奇机器的光学系统有 10 倍的放大功能，又有高清的三维立体成像系统、720 度旋转的机械手，可行切割、分离、止血、缝合等动作，因此比直视手术更清晰、更精细、更灵活、更准确，能在有限的空间内完成手术。

因此，VATS 和 RATS 手术，均能达到根治肺癌的目的，而且有损伤小、出血少、恢复快、效果好的优点。

二十一、什么是肺磨玻璃结节的局部消融治疗？

经广大胸外科医生对大量手术病例的统计，对于不典型腺瘤样增生（AAH）、原位癌（AIS）、微浸润性腺癌（MIA）阶段的肺磨玻璃结节，几乎不存在淋巴结和远处转移，即使是浸润性腺癌（IAC）阶段，如果最大直径小于 20 mm，实性成分 ≤ 25%，也极少出现淋巴结和远处转移。这些统计为符合条件的患者做局部消融治疗提供了临床实践的依据。

消融治疗的方法主要有射频消融（radiofrequency ablation，RFA）、微波消融（microwaveablation，MWA）和冷冻消融（cryoablation）三种。射频消融是目前应用最广泛的肺结节消融技术，一般在胸部 CT 引导下进行，消融前可同时经消融针取病灶组织做病理检查。

消融的适应证主要有：（1）高龄或不能耐受手术者，或高度怀疑肺部恶性结节而拒绝手术的患者；（2）多发的肺部恶性结节，手术切除有困难的患者；（3）曾有胸部手术史，肺部再出现恶性结节的患者；（4）肺部转移结节，及其他符合消融治疗的患者。

消融治疗的禁忌证：（1）血小板 $< 50 \times 10^9$/L；（2）有血友病等严重出血倾向；（3）严重肺纤维化和肺动脉高压，严重心肺功能不全；（4）服用抗凝剂未停药满 7 天，或应用贝伐珠单抗在 1 个月以内；（5）严重贫血、高热、肺部感染、恶液质等；（6）不配合治疗者。

消融治疗的并发症：（1）出血，包括肋间血管、肺血管因穿刺而出血；（2）气胸，消融后因肺肿瘤组织坏死，可引起漏气而形成气胸或肺部气肿泡；（3）其他可能出现的并发症。

因此，消融治疗需明确诊断为肺部的恶性结节，需要有经验的医师进行操作，以策安全。

二十二、什么是电磁导航纤维支气管镜引导下肺结节的微波消融治疗（ENB-MWA）？

电磁导航支气管镜（Electromagnetic Navigation Bronchoscopy，ENB）技术，是现代

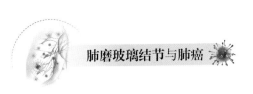

电磁导航技术、支气管镜和三维 CT 成像技术相结合的新一代支气管镜检查技术。

ENB-MWA 主要适用于：（1）双肺多发的肺磨玻璃结节；（2）多发的转移肺结节；（3）有肺部手术史的肺结节患者；（4）高龄肺结节患者；（5）肺功能差的患者；（6）CT 引导下消融困难的患者；（7）不愿意接受手术治疗且考虑恶性的肺结节的患者等。和传统的经胸壁穿刺消融治疗相比，ENB-MWA 避免了气胸、出血、感染、经针道转移等情况的发生，治疗安全性大大提升。消融前后也可同步进行 ENB 下的肺结节活检、冰冻病理，明确结节的性质。ENB-MWA 手术的优点是对肺功能损失较少，患者身上没有切口，术后第一天就可以出院，治疗费用大大低于肺部切除手术的费用。

微波消融术（microwaveablation，MWA）的治疗原理是通过施加微波电磁场，使肿瘤组织内的极性分子高速运动，分子相互碰撞摩擦的动能转化为热能，短时间内局部温度达到 60—150 ℃，引起肿瘤细胞的凝固型坏死。MWA 具有消融时间短、消融范围大、受血流灌注影响小等优势。

ENB-MWA 技术有很多优点，但这种技术应用于临床时间较短，尚未常规普及使用，应用治疗中对于大血管周围、支气管周围、肺边缘的结节，存在一定风险，容易出现出血、肺漏气等并发症。而且，ENB-MWA 不如切除手术那么明确，偶尔会出现肿瘤残留。但它为广大的肺结节患者提供了一个低风险、低成本、避免肺切除和肺功能损失的治疗方案。

患者消融术后定期复查胸部 CT，如果结节消融不彻底，可考虑再次消融或者选择继续观察或手术切除。

第二章 Chapter 2
肺磨玻璃结节的影像学表现

第一节
非典型腺瘤样增生

病例1（许某，女，44岁）

胸部CT:	多发肺结节，右肺下叶前基底段纯磨玻璃结节，大小5 mm×4 mm；右肺上叶混合性磨玻璃结节，约7 mm×6 mm；右肺中叶实性小结节，约5 mm×4 mm。
术后病理报告:	右肺下叶前基底段结节为非典型腺瘤样增生。右肺上叶及右肺中叶为微浸润性腺癌。淋巴结未见转移。
肿瘤标记物:	阴性。

下图为右肺下叶前基底段结节CT表现。

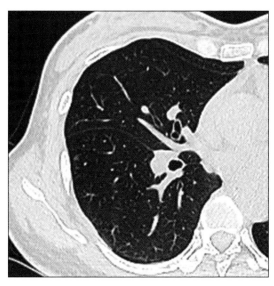
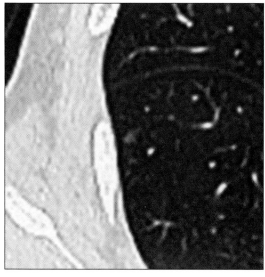

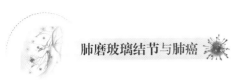
病例 2（吴某某，女，62 岁）

胸部 CT：	右肺上叶混杂磨玻璃结节，大小 12 mm×8 mm。结节有分叶征、空泡征、毛刺征、血管集束征。
术后病理报告：	右肺上叶结节为非典型腺瘤样增生。淋巴结未见转移。
肿瘤标记物：	阴性。

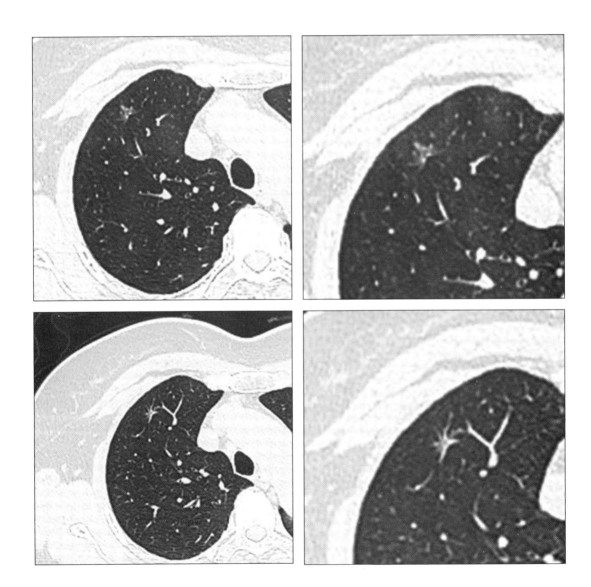

病例 3（张某某，男 65 岁）

胸部 CT:	多发肺结节，右肺中叶磨玻璃结节，大小 4 mm×3 mm。
术后病理报告:	右肺中叶为非典型腺瘤样增生。淋巴结未见转移。
肿瘤标记物:	阴性。

下图为右肺中叶结节 CT 表现。

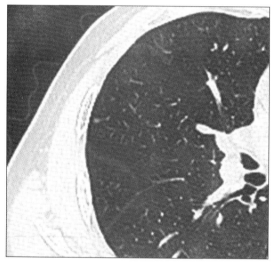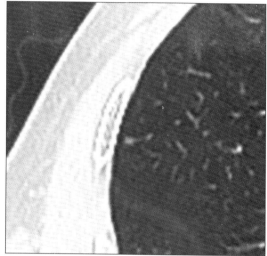

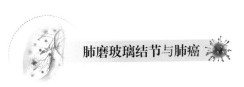
病例 4（刘某某，女，45 岁，多发结节）

胸部 CT：	右肺上叶后段两枚结节，一枚纯磨玻璃小结节，直径约 5 mm；另一枚稍混合磨玻璃结节，直径约 15 mm。
术后病理报告：	右肺上叶小结节为非典型腺瘤样增生。右肺上叶大结节为浸润性腺癌（见本章第四节病例 30）。淋巴结未见转移。
肿瘤标记物：	阴性。

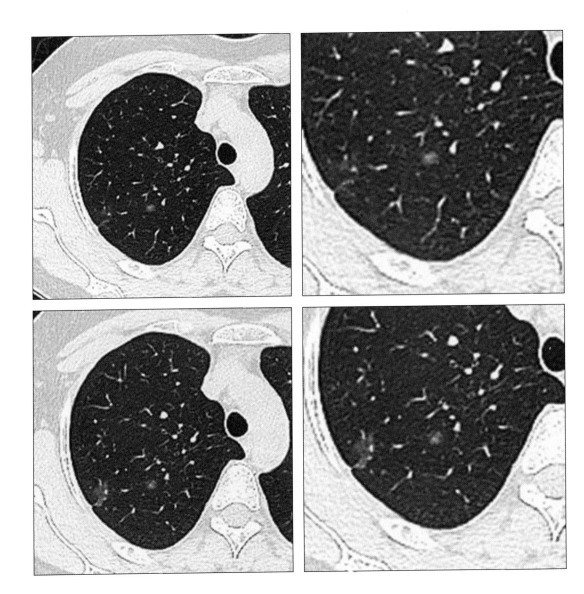

病例5（朱某某，男，49岁）

胸部CT：	右肺下叶背段实性结节，大小8 mm×6 mm。结节有分叶征、空泡征、血管集束征、短毛刺。
术后病理报告：	右肺下叶为非典型腺瘤样增生。淋巴结未见转移。
肿瘤标记物：	阴性。

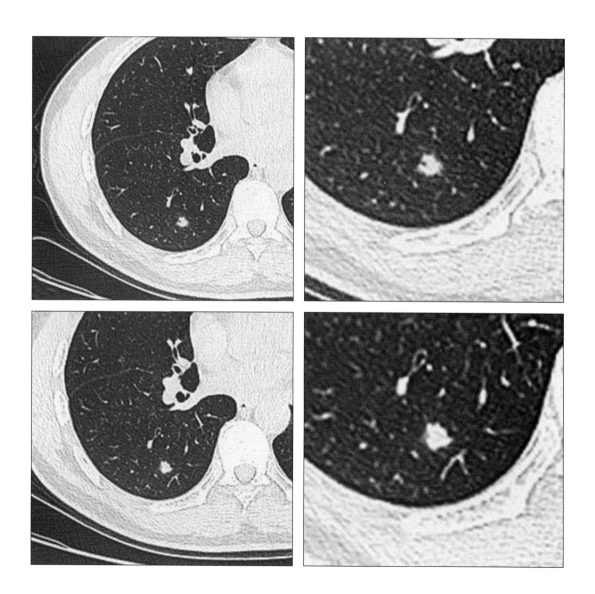

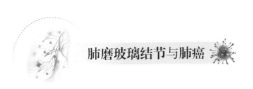

第二节
原位腺癌

病例 1（车某某，女，40 岁）

胸部 CT：	左肺上叶前段纯磨玻璃结节，大小 7 mm×6 mm。结节有分叶征、空泡征、血管集束征。
术后病理报告：	左肺上叶前段结节为原位腺癌。淋巴结未见转移。
肿瘤标记物：	阴性。

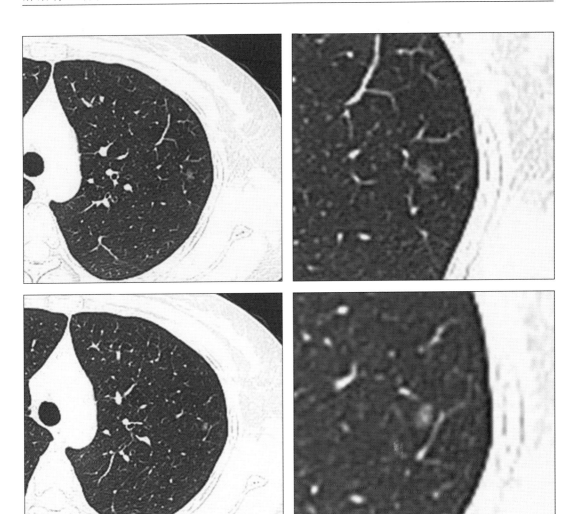

病例2（过某某，女，44 岁）

胸部 CT：	左肺上叶后段纯磨玻璃结节，直径 7.2 mm。结节有空泡征、血管集束征。
术后病理报告：	左肺上叶为原位腺癌。淋巴结未见转移。
肿瘤标记物：	阴性。

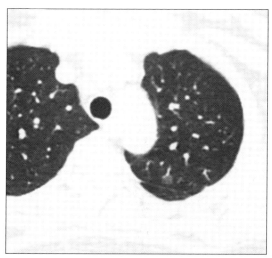
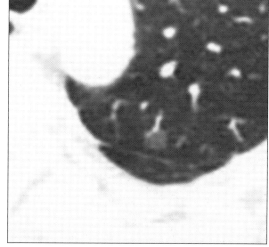
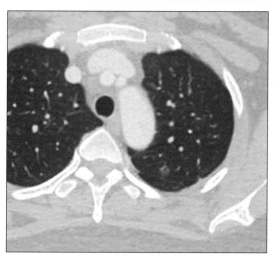
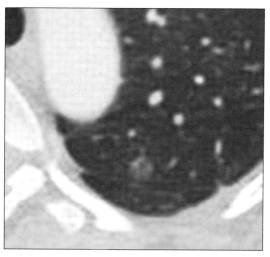

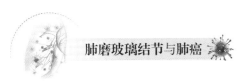

病例3（沈某某，女，33 岁）

胸部 CT：	左肺上叶混杂磨玻璃结节，大小 7 mm×6 mm。结节有分叶征、空泡征、胸膜牵拉征。
术后病理报告：	左肺上叶为原位腺癌。淋巴结未见转移。
肿瘤标记物：	阴性。

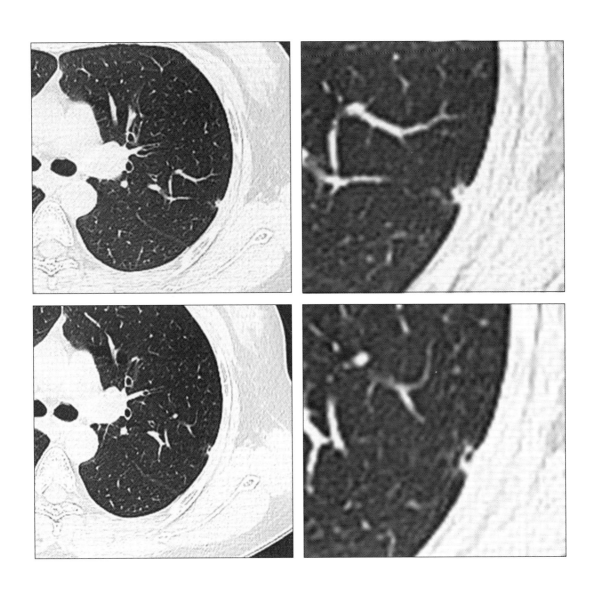

病例4（史某某）

胸部CT：	左肺下叶纯磨玻璃结节，约6 mm。结节有分叶征、空泡征、血管集束征、胸膜牵拉征。
术后病理报告：	左肺下叶结节为原位腺癌。淋巴结未见转移。
肿瘤标记物：	阴性。

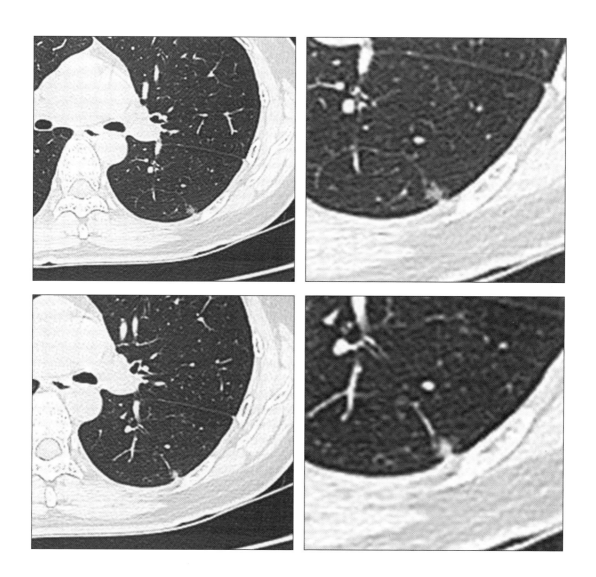

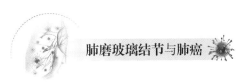

病例5（滕某某，女，59岁）

胸部 CT：	右肺上叶尖段纯磨玻璃结节，直径 9 mm。
术后病理报告：	右肺上叶结节为原位腺癌。淋巴结未见转移。
肿瘤标记物：	阴性。

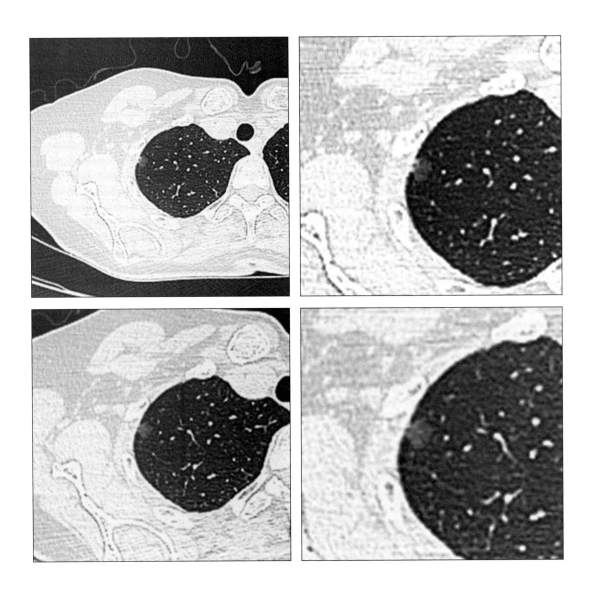

病例6（朱某，男，58岁）

胸部 CT：	左肺上叶前段纯磨玻璃结节，直径 7 mm。结节有分叶征、血管集束征、胸膜牵拉征。
术后病理报告：	右肺上叶结节为原位腺癌。淋巴结未见转移。
肿瘤标记物：	阴性。

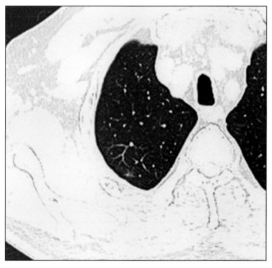
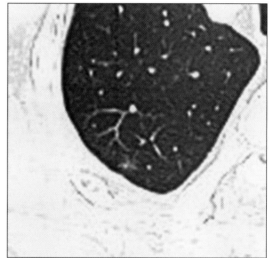
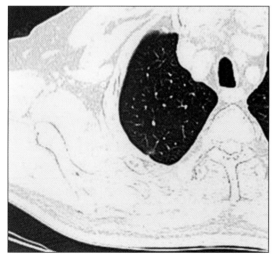
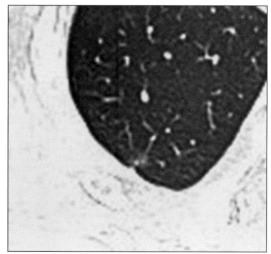

病例 7 (龚某某, 女, 44 岁)

胸部 CT:	右肺上叶尖段混合磨玻璃结节, 大小 6 mm×5 mm, 有空泡征、分叶征, 结节内有小结节浓聚。右肺下叶磨玻璃结节大小 5 mm×4 mm, 有空泡征、血管集束征、胸膜牵拉征。
术后病理报告:	右肺上叶、右肺下叶结节皆为原位腺癌。淋巴结未见转移。
肿瘤标记物:	阴性。

下图为右肺上叶结节。

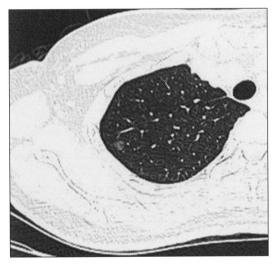 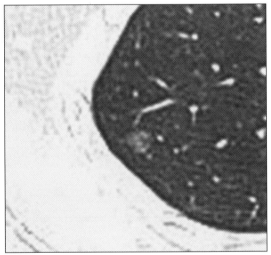

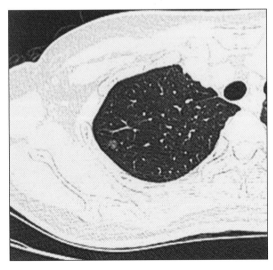 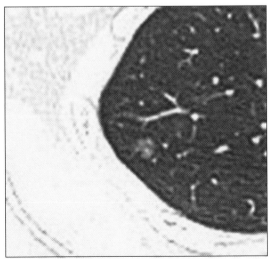

下图为右肺下叶结节。

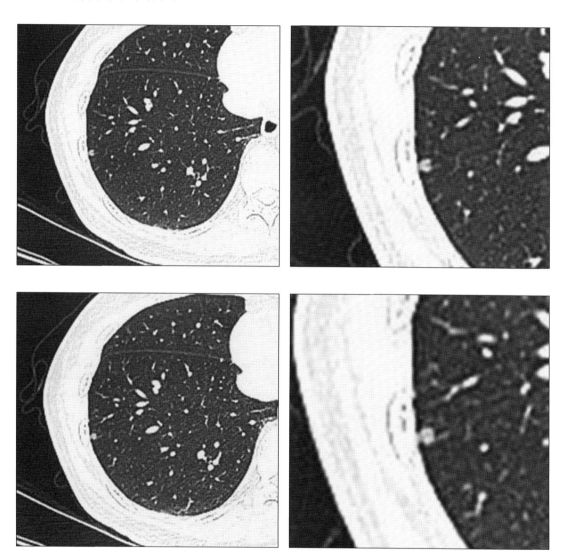

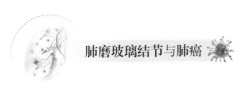
病例8（姚某某，女）

胸部 CT：	右肺上叶后段纯磨玻璃结节，大小 8 mm×6 mm。结节有分叶征。
术后病理报告：	右肺上叶后段磨玻璃结节为原位腺癌。淋巴结未见转移。
肿瘤标记物：	阴性。

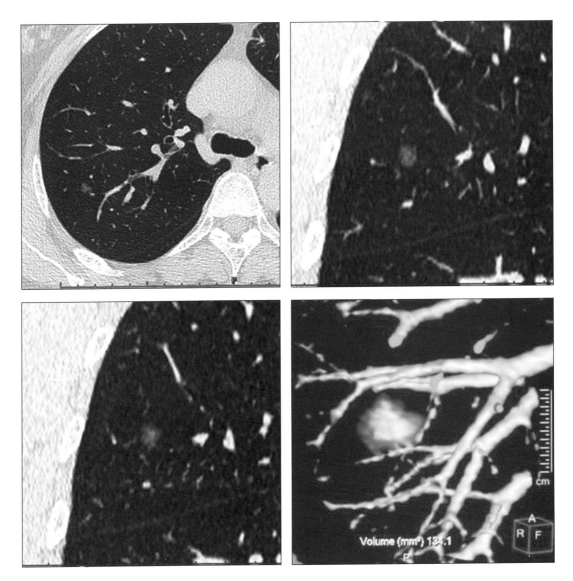

备注：第四张图为三维成像立体图。

病例9（苗某某，女，50岁）

胸部 CT：	双肺多发磨玻璃影，右肺上叶尖段纯磨玻璃结节，直径 10 mm。结节有分叶征、血管集束征。右肺中叶、右肺下叶结节。
术后病理报告：	右肺上叶尖段纯磨玻璃结节为原位腺癌。右肺中叶、右肺下叶结节为原位腺癌伴微浸润（见本章第三节病例 4）。淋巴结未见转移。
肿瘤标记物：	阴性。

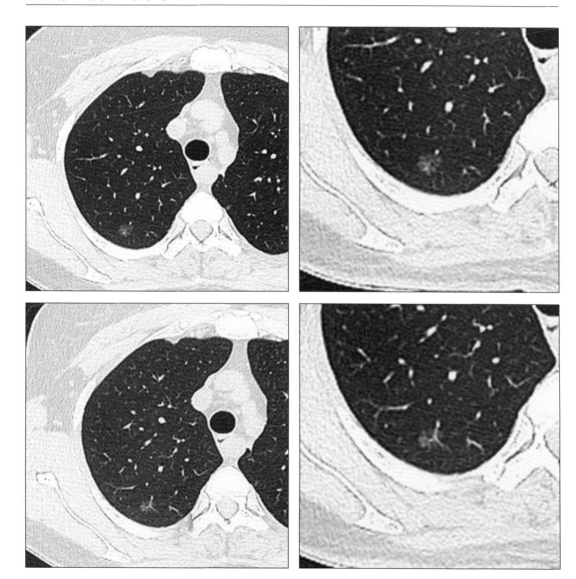

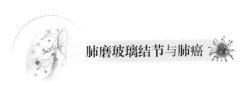

病例 10（倪某某，女，45 岁）

胸部 CT：	多发结节，左肺下叶纯磨玻璃结节，约 4 mm，结节有胸膜牵拉征。左肺上叶纯磨玻璃结节，长径约 9.5×8 mm（见本章第三节病例 5）。
术后病理报告：	左肺下叶结节为原位腺癌，约 0.3 cm。左肺上叶结节为原位腺癌，局灶伴微浸润，浸润范围约 0.3 cm。淋巴结未见转移。
肿瘤标记物：	阴性。

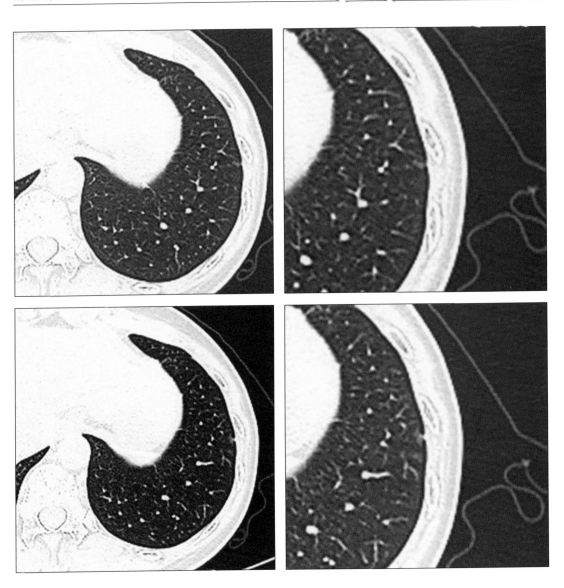

第三节
原位腺癌伴微浸润

病例 1（胡某某，男，67 岁）

胸部 CT：	右肺下叶纯磨玻璃结节，长径约 7 mm。结节有分叶征、胸膜牵拉（肿瘤部位的叶间裂出现胸膜凹陷征）。
术后病理报告：	右肺下叶结节为原位腺癌，局灶伴微浸润，浸润范围约 0.2 cm。淋巴结未见转移。
肿瘤标记物：	阴性。

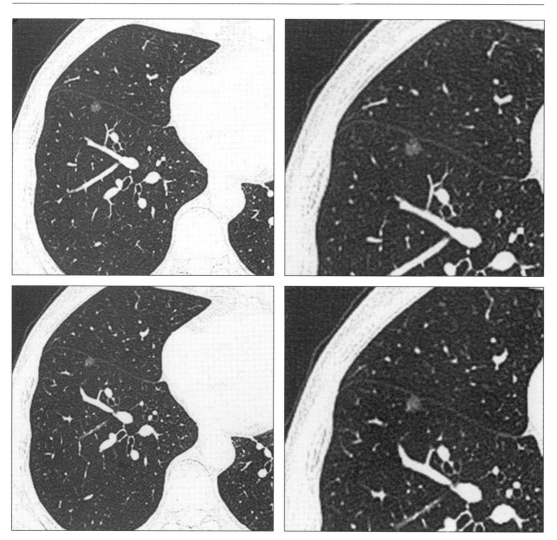

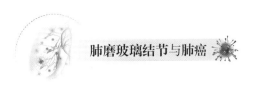

病例 2（单某某，男，47 岁）

胸部 CT：	左肺下叶外后基底段纯磨玻璃结节，长径约 7 mm。结节有分叶征、毛刺征、血管集束征、空泡征。
术后病理报告：	左肺下叶结节为原位腺癌，局灶伴微浸润，浸润范围约 0.2 cm。淋巴结未见转移。
肿瘤标记物：	阴性。

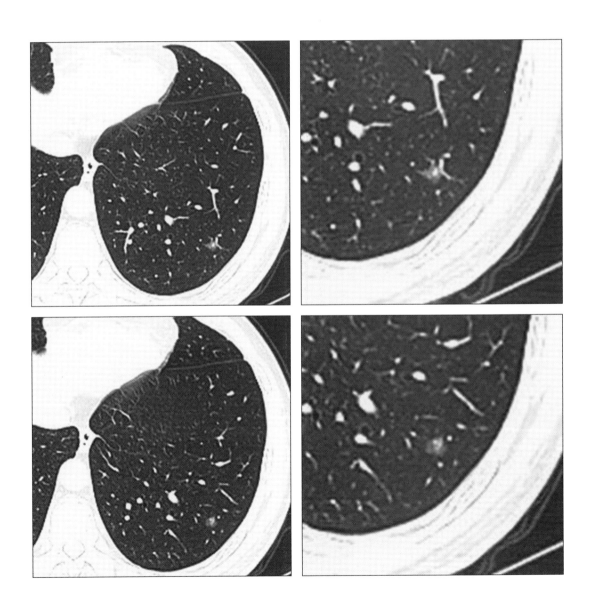

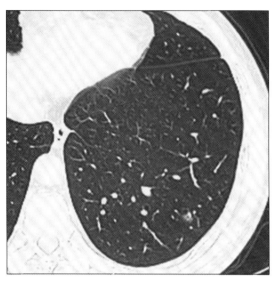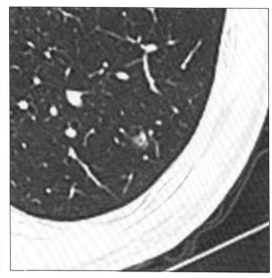

病例 3（陆某某，女，75 岁）

胸部 CT：	右肺上叶尖段纯磨玻璃结节，长径约 8 mm。结节有分叶征、空泡征、血管集束征。
术后病理报告：	右肺上叶尖段结节为原位腺癌，局灶伴微浸润，浸润范围约 0.5 cm，微浸润成分为腺泡状结构。淋巴结未见转移。
肿瘤标记物：	阴性。

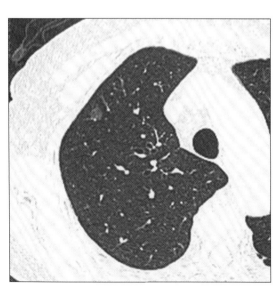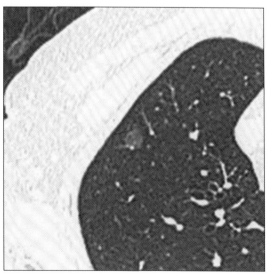

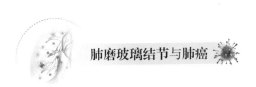
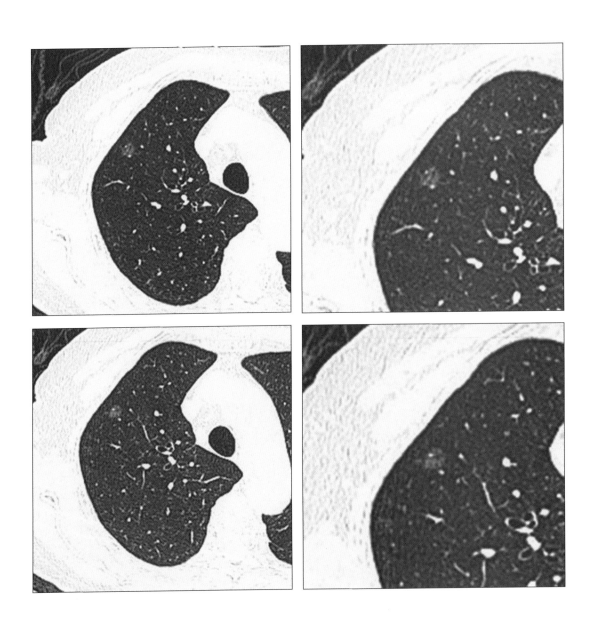

病例 4（苗某某，女，50 岁）

胸部 CT：	右肺中叶纯磨玻璃结节，约 5 mm，结节有血管集束征。右肺下叶实性小结节，有血管集束征。右肺上叶尖段纯磨玻璃结节，长径约 10 mm。
术后病理报告：	右肺中叶、右肺下叶结节皆为原位腺癌伴微浸润，浸润范围分别约 0.1 cm、0.3 cm。右肺上叶尖段结节为原位腺癌（见本章第二节病例 9）。淋巴结未见转移。
肿瘤标记物：	阴性。

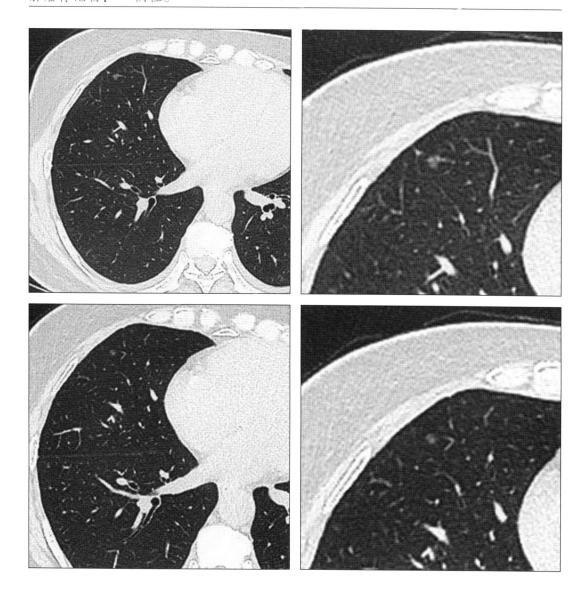

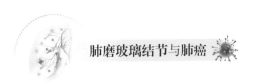

下图为右肺下叶结节。

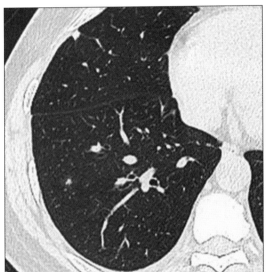
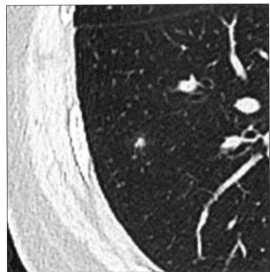

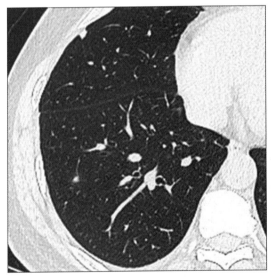
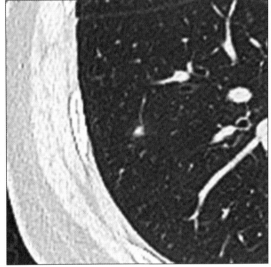

病例 5（倪某某，女，45 岁）

胸部 CT：	多发结节，左肺上叶纯磨玻璃结节，大小约 9.5 mm×8 mm。结节有血管集束征。左肺下叶纯磨玻璃结节，约 4 mm（见本章第二节病例 10）。
术后病理报告：	左肺上叶结节为原位腺癌，局灶伴微浸润，浸润范围约 0.3 cm。左肺下叶结节，为原位癌。淋巴结未见转移。
肿瘤标记物：	阴性。

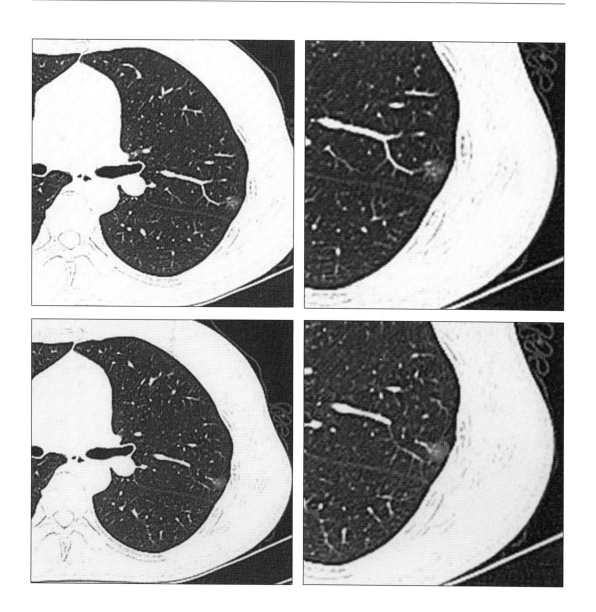

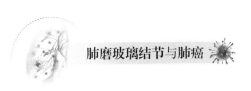

病例6（翁某某，男，62岁）

胸部CT：	左肺上叶混合磨玻璃结节，长径约15 mm。结节有分叶征、胸膜牵拉征、血管集束征。
术后病理报告：	左肺上叶结节为原位腺癌，局灶伴微浸润，浸润范围约0.1 cm。淋巴结未见转移。
肿瘤标记物：	阴性。

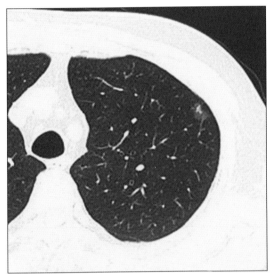
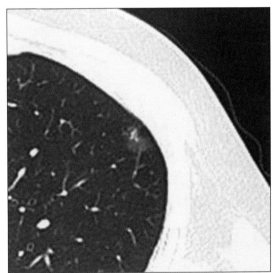
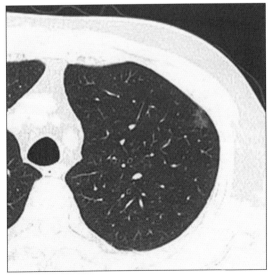
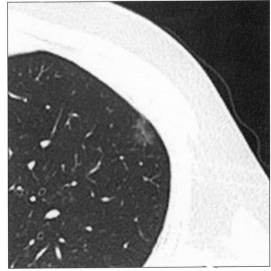

病例7（杨某某，男，40岁）

胸部CT：	右肺上叶尖段纯磨玻璃结节，长径约7 mm。结节有分叶征、血管集束征。
术后病理报告：	右肺上叶结节为原位腺癌，局灶伴微浸润，浸润范围约0.1 cm，腺泡型。淋巴结未见转移。
肿瘤标记物：	阴性。

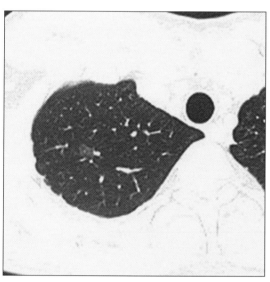
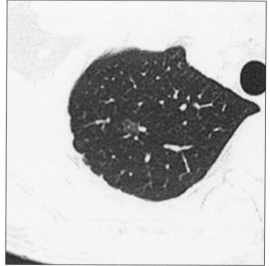
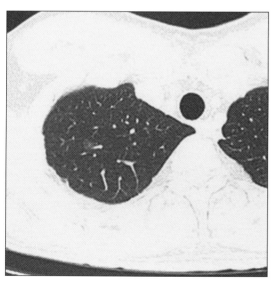
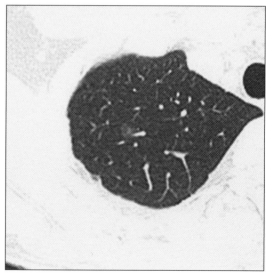

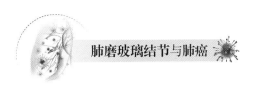
病例8（邹某某，男，20岁）

胸部CT：	右肺下叶纯磨玻璃结节，长径约7 mm。结节有分叶征、血管集束征、胸膜牵拉征。
术后病理报告：	右肺下叶结节为原位腺癌，局灶伴微浸润。淋巴结未见转移。
肿瘤标记物：	阴性。

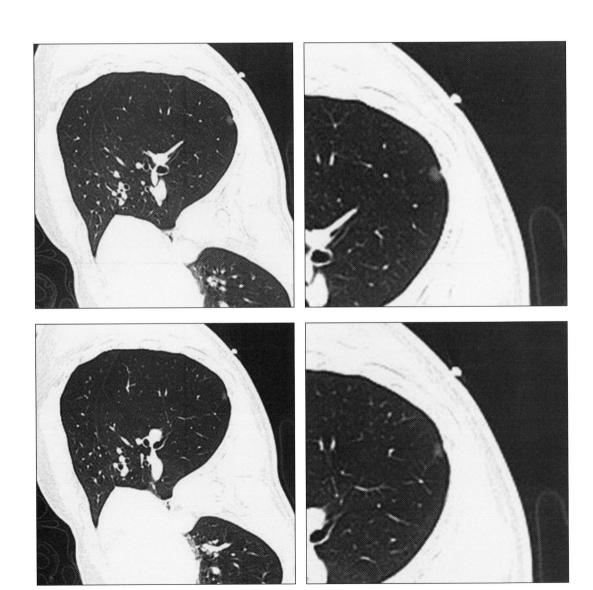

病例 9（许某某，女，61 岁）

胸部 CT:	右肺上叶纯磨玻璃结节，长径约 10 mm。结节有分叶征、血管集束征。
术后病理报告:	右肺上叶结节为原位腺癌，局灶伴微浸润，浸润范围为 0.3 cm。淋巴结未见转移。
肿瘤标记物:	阴性。

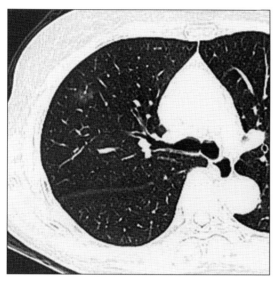
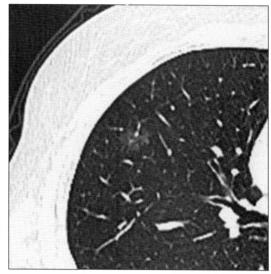

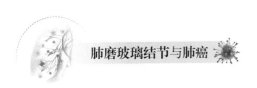

第四节
微浸润性腺癌

病例 1 （吴某某，女，51 岁）

胸部 CT：	右肺上叶纯磨玻璃结节，大小约 8 mm×5.5 mm。结节有分叶征、胸膜牵拉征。
术后病理报告：	右肺上叶结节为微浸润性腺癌。淋巴结未见转移。
肿瘤标记物：	阴性。

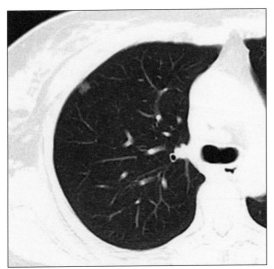
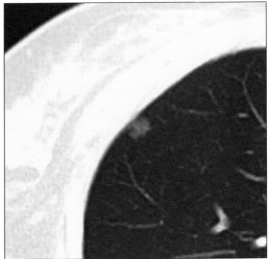
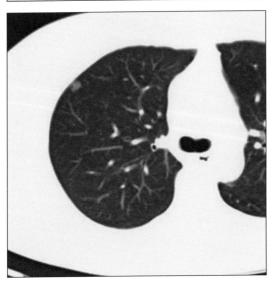
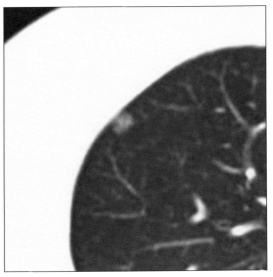

病例2（王某某，女，53岁）

胸部 CT：	左肺上叶舌段纯磨玻璃结节，长径约 5 mm。结节有血管集束征。
术后病理报告：	左肺上叶舌段结节为微浸润性腺癌。淋巴结未见转移。
肿瘤标记物：	阴性。

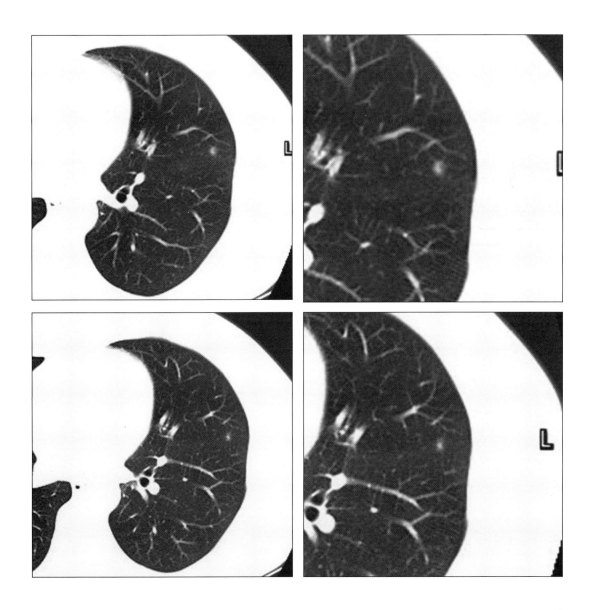

病例 3（颜某某，女，41 岁）

胸部 CT：	左肺上叶前段纯磨玻璃结节，大小约 8.4 mm×5.9 mm。结节有血管集束征。平扫时密度为 −530 HU。
术后病理报告：	左肺上叶前段结节为微浸润性腺癌。淋巴结未见转移。
肿瘤标记物：	阴性。

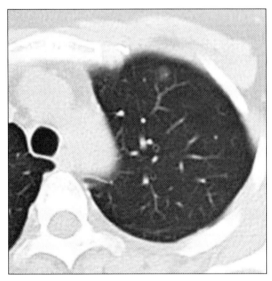
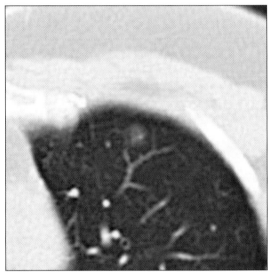
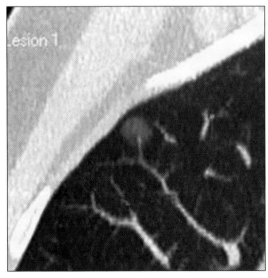
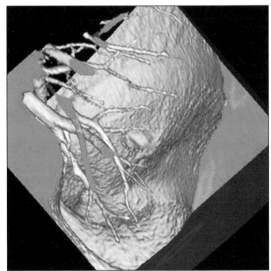

病例 4（马某某，女，62 岁）

胸部 CT：	右肺下叶外基底段纯磨玻璃结节，大小约 7.3 mm×6.6 mm。结节有毛刺征、空泡征、血管集束征、胸膜牵拉征。平扫时密度为 −724 HU，增强动脉期 −680 HU。
术后病理报告：	右下叶结节为微浸润性腺癌。淋巴结未见转移。
肿瘤标记物：	阴性。

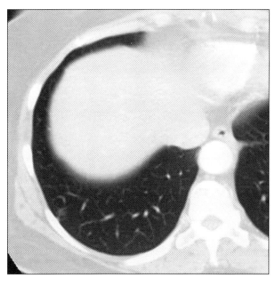

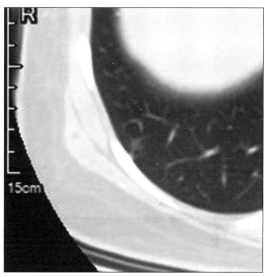

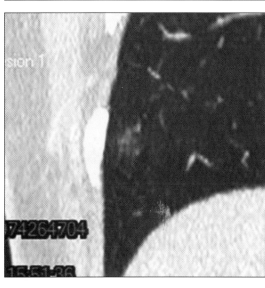

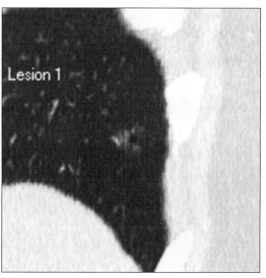

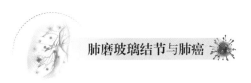

病例 5（徐某某，女，43 岁）

胸部 CT：	左肺下叶实性结节，大小约 7 mm×5 mm。结节有血管集束征、胸膜牵拉征。
术后病理报告：	左肺下叶结节为微浸润性腺癌。淋巴结未见转移。
肿瘤标记物：	阴性。

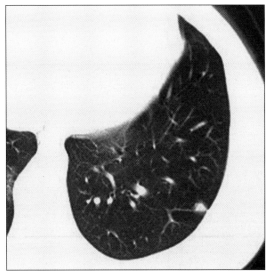
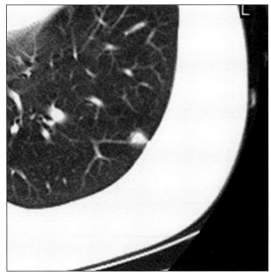

病例 6（符某，男，40 岁）

胸部 CT：	右肺尖段纯磨玻璃结节，大小约 4.1 mm×4 mm。结节有分叶征。平扫时密度为 −739 HU。
术后病理报告：	右尖段结节为微浸润性腺癌。淋巴结未见转移。
肿瘤标记物：	阴性。

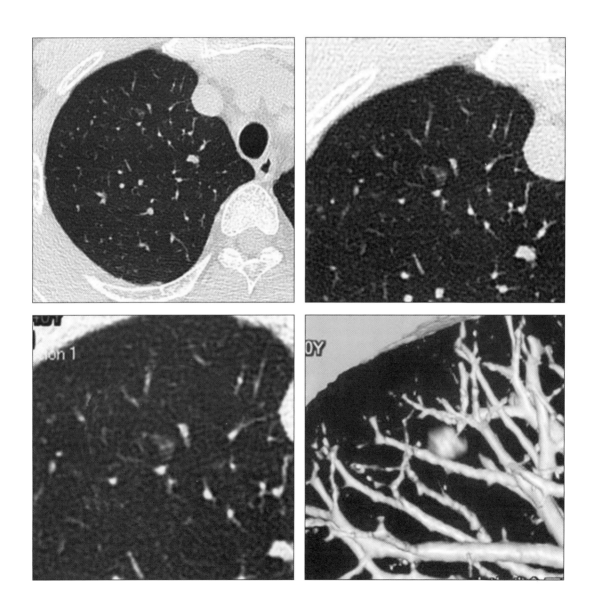

病例 7（苏某某，女，61 岁）

胸部 CT：	左肺尖段纯磨玻璃结节，大小约 9 mm×7 mm。结节有空泡征、毛刺征、分叶征、血管集束征。平扫时密度为 −367 HU。
术后病理报告：	左上尖段结节为微浸润性腺癌。淋巴结未见转移。
肿瘤标记物：	阴性。

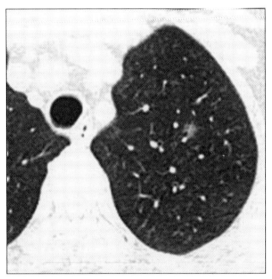 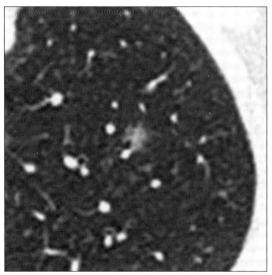

下图为三维成像。

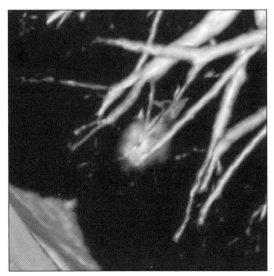 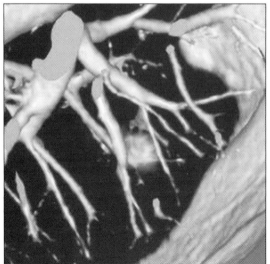

下图为纵切面。

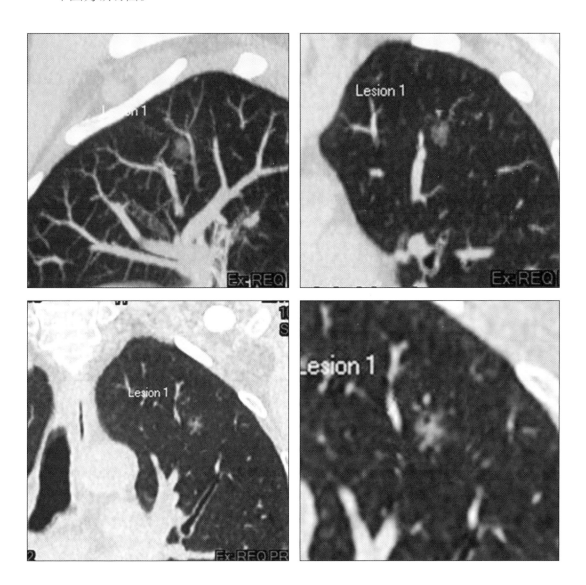

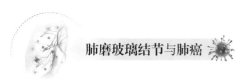
病例8（刘某某，女，64岁）

胸部CT：	右肺上叶混合磨玻璃结节，大小约 12 mm×11 mm。结节有分叶征、毛刺征、血管集束征。平扫时密度为 −568 HU。
术后病理报告：	右上叶结节为微浸润性腺癌。淋巴结未见转移。
肿瘤标记物：	阴性。

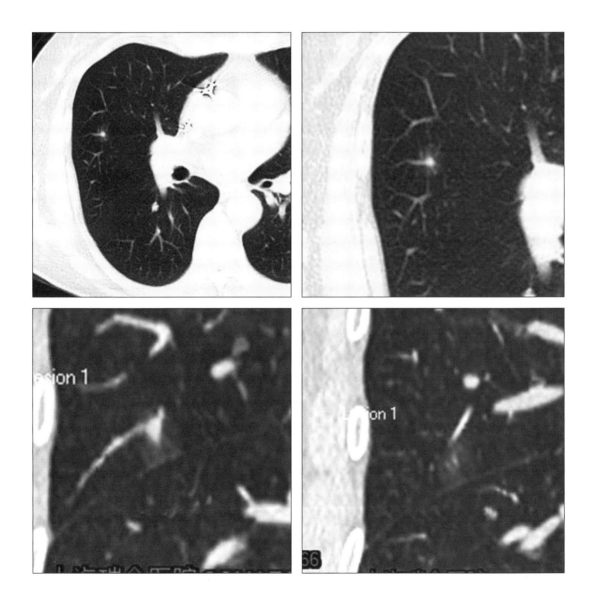

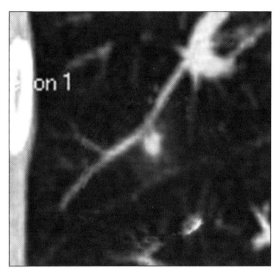 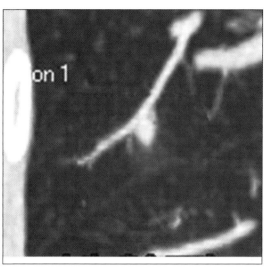

病例 9（顾某某，女，54 岁）

胸部 CT：	右肺上叶尖段混合磨玻璃结节，大小约 7.1 mm×6.7 mm，结节有分叶征、血管集束征、毛刺征。平扫时密度为 −534 HU，增强动脉期 −494 HU，静脉期 −415 HU。
术后病理报告：	右上叶结节为微浸润性腺癌。淋巴结未见转移。
肿瘤标记物：	阴性。

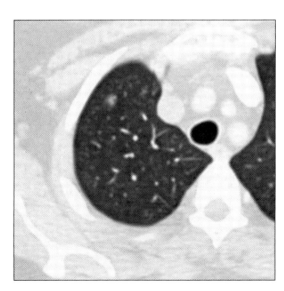 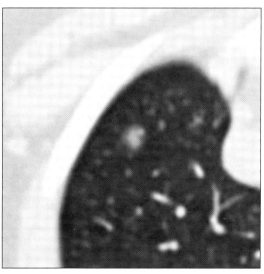

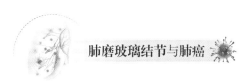

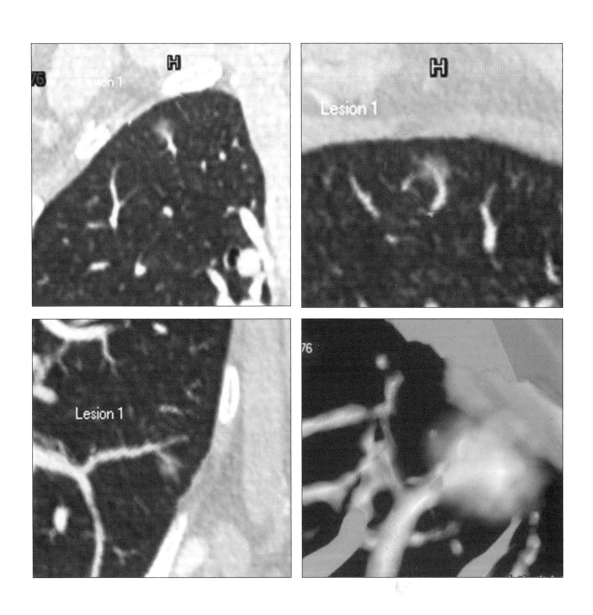

病例 10（贾某某，女，30 岁）

胸部 CT:	左肺上叶纯磨玻璃结节，大小约 5.3 mm×5.0 mm，结节有空泡征、血管集束征、分叶征。左肺下叶纯磨玻璃结节，约 7 mm×6 mm，结节有分叶征、胸膜牵拉征、空泡征。平扫时密度为 −637 HU，增强动脉期 −619 HU，静脉期 −596 HU。
术后病理报告:	左肺上叶结节、左肺下叶结节皆为微浸润性腺癌。淋巴结未见转移。
肿瘤标记物:	阴性。

下图为左肺上叶结节。

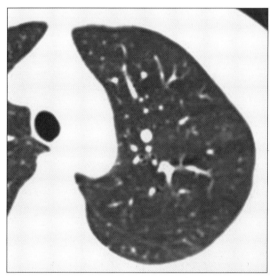
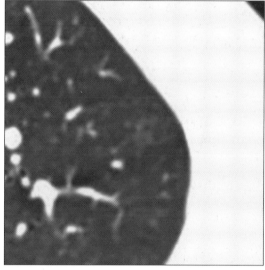
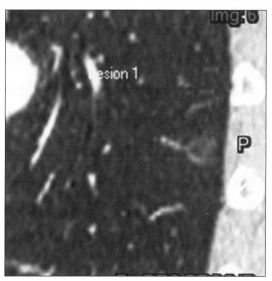

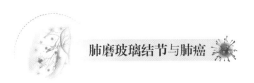

下图为左肺下叶结节。

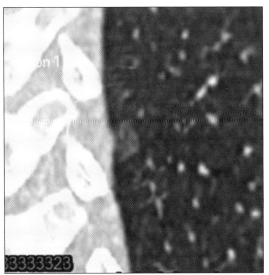
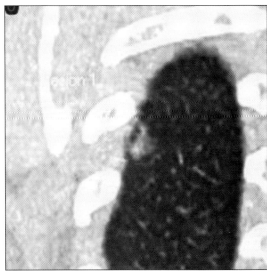

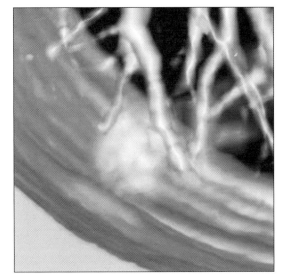

病例 11（余某某，女，68 岁）

胸部 CT：	右肺上叶尖段混合磨玻璃结节，大小约 5.2 mm×5.1 mm。结节有毛刺征、空泡征、血管集束征、胸膜牵拉征。平扫时密度为 −489 HU，增强动脉期 −468 HU，静脉期 −439 HU。
术后病理报告：	右上叶结节为微浸润性腺癌。淋巴结未见转移。
肿瘤标记物：	阴性。

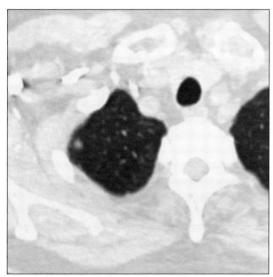
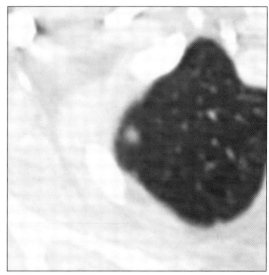
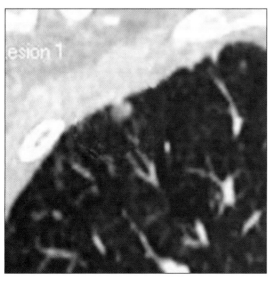
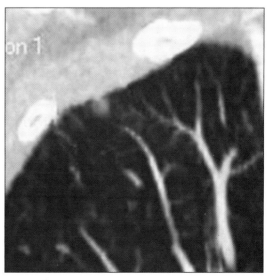

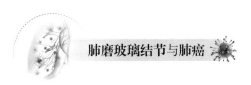

病例 12（陆某某，女，28 岁）

胸部 CT：	右肺上叶尖段磨玻璃结节，直径约 8 mm。结节有毛刺征、空泡征、血管集束征、分叶征。平扫时密度为 -614 HU，增强动脉期 -567 HU，静脉期 -580 HU。
术后病理报告：	右上叶结节为微浸润性腺癌。淋巴结未见转移。
肿瘤标记物：	阴性。

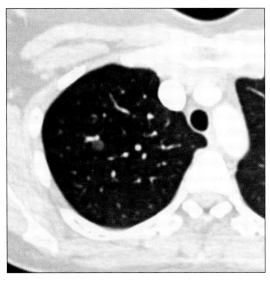
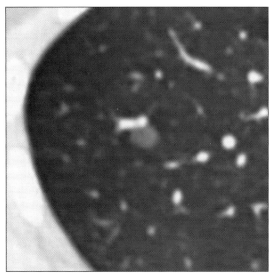
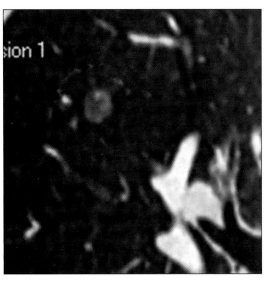
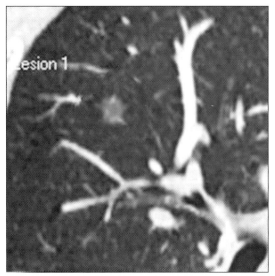

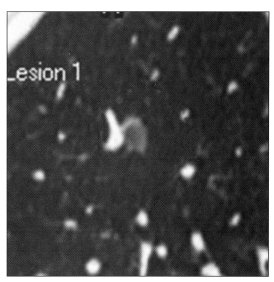
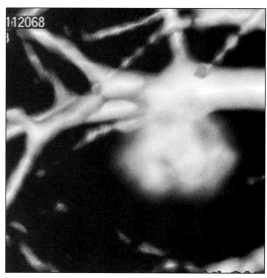

病例 13（李某某，男，40 岁）

胸部 CT：	左肺上叶尖后段混合磨玻璃结节，大小约 6.9 mm×6.2 mm。结节有空泡征、血管集束征、分叶征。平扫密度为 −476 HU。
术后病理报告：	左肺上叶结节为微浸润性腺癌。淋巴结未见转移。
肿瘤标记物：	阴性。

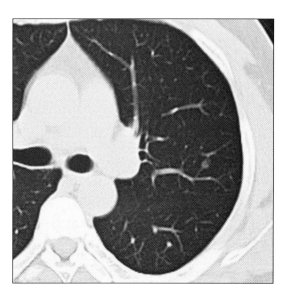
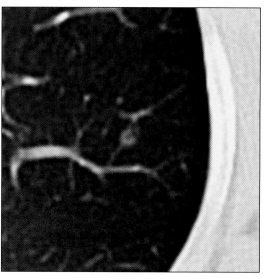

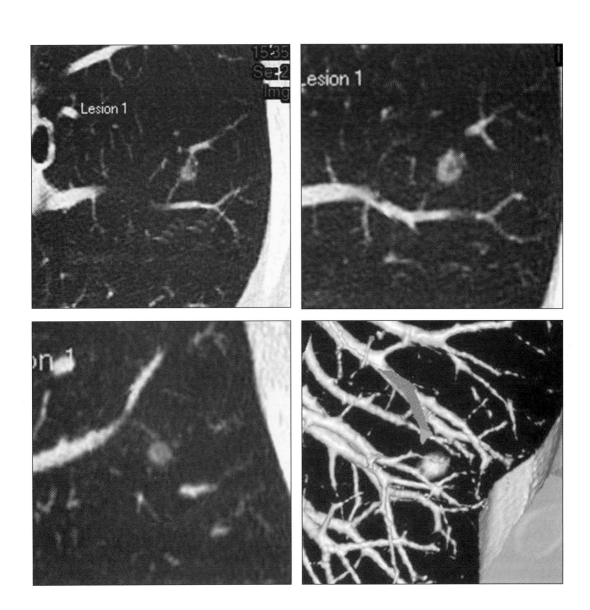

病例 14（梁某某，男，55 岁）

胸部 CT：	右肺上叶混合磨玻璃结节，大小约 6.9 mm×5.6 mm。结节有毛刺征、分叶征、血管集束征。平扫密度为 −544 HU。
术后病理报告：	右上叶结节为微浸润性腺癌。淋巴结未见转移。
肿瘤标记物：	阴性。

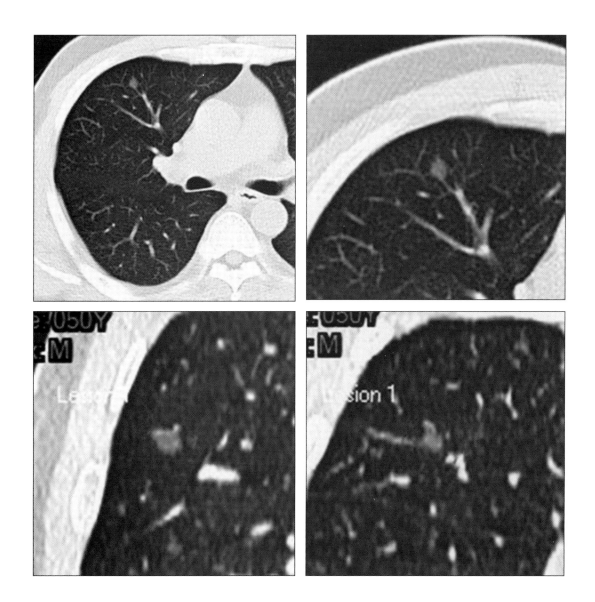

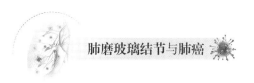

病例 15（肖某某，女，56 岁）

胸部 CT：	右肺上叶尖段纯磨玻璃结节，大小约 11.7 mm×8.9 mm。结节有空泡征、毛刺征、分叶征、血管集束征。平扫时密度为 −748 HU，增强动脉期 −755 HU，静脉期 −730 HU。
术后病理报告：	右上叶结节为微浸润性腺癌。淋巴结未见转移。
肿瘤标记物：	阴性。

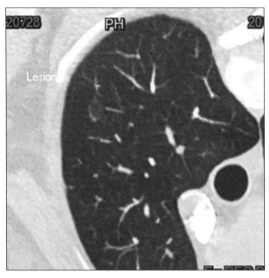
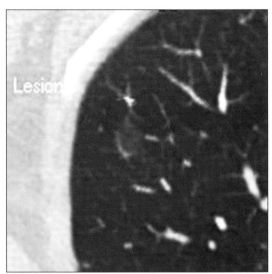
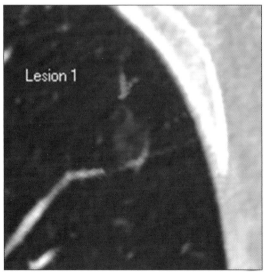
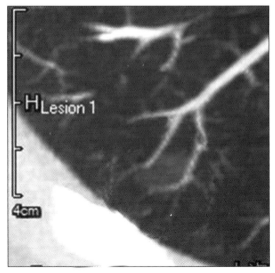

病例 16（蒋某某，女，69 岁）

胸部 CT：	右肺下叶混合磨玻璃结节，大小约 9.8 mm×9.4 mm。结节有毛刺征、分叶征、血管集束征。平扫密度为 −493 HU。
术后病理报告：	右下叶结节为微浸润性腺癌。淋巴结未见转移。
肿瘤标记物：	阴性。

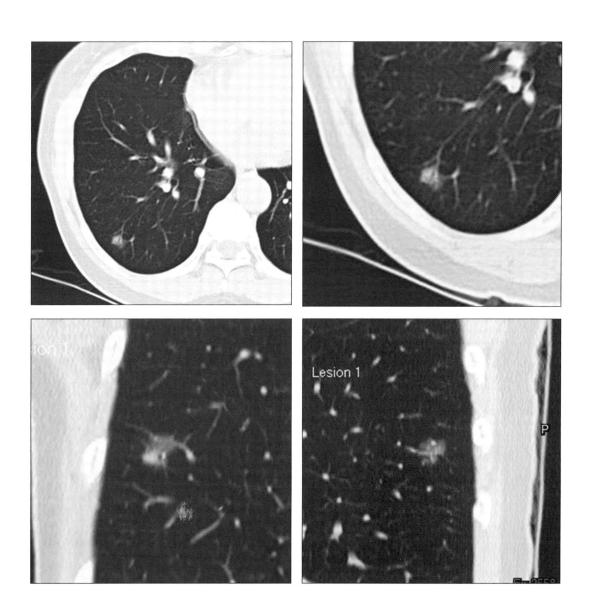

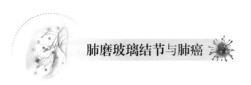

病例 17a（范某，女，45 岁，本节病例 17a 与病例 17b 为孪生姐妹）

胸部 CT：	右肺上叶纯磨玻璃结节，长径约 6.0 mm，有空泡征、血管集束征。 左肺上叶纯磨玻璃结节，4.4 mm，有胸膜牵拉征，分叶征。
术后病理报告：	左肺上叶、右上叶结节皆为微浸润性腺癌。淋巴结未见转移。
肿瘤标记物：	阴性。

下图为右肺上叶结节。

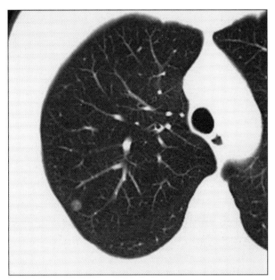 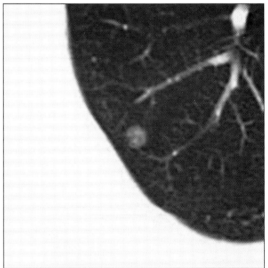

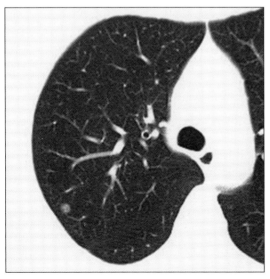 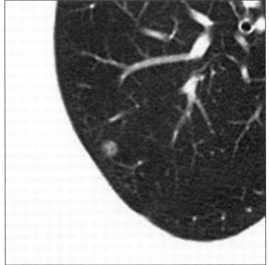

下图为左肺上叶结节。

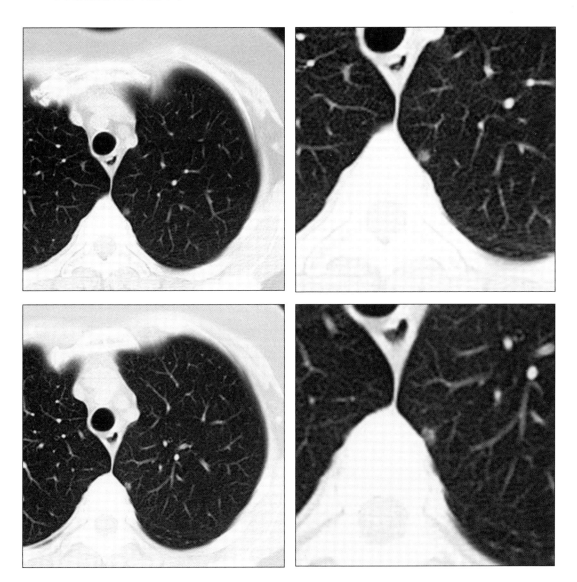

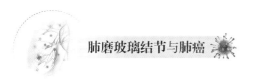
病例 17b（范某，女，45 岁）

胸部 CT：	左肺上叶纯磨玻璃结节，长径约 4.0 mm，有血管集束征。左肺下叶混合磨玻璃结节，11.6 mm×13.6 mm，有血管集束征、胸膜牵拉征、分叶征、空泡征。（遗传因子在致癌物质的作用下更易产生突变，造成各种肿瘤。）
肿瘤标记物：	阴性。

下图为左肺上叶结节。

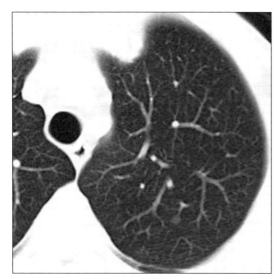
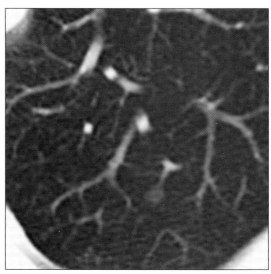

下图为左肺下叶结节，术后病理为浸润性腺癌。淋巴结未见转移。

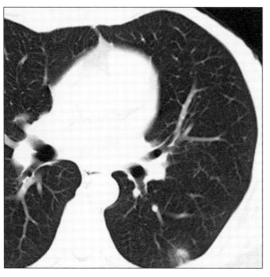
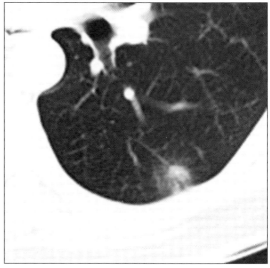

下图为右肺中叶混合磨玻璃结节，大小约 6 mm，结节有血管集束征、分叶征、空泡征。术后病理报告为：微浸润腺癌。

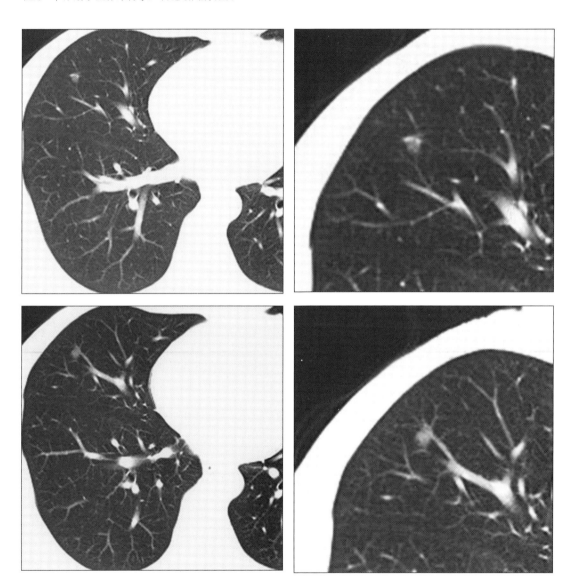

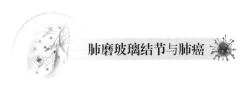

病例 18（杨某某，女，56岁）

胸部 CT:	左肺上叶后段混合磨玻璃结节，大小约 6.5 mm×5.0 mm。结节有分叶征、血管集束征、支气管充气征。
术后病理报告:	左上叶结节为微浸润性腺癌。淋巴结未见转移。
肿瘤标记物:	阴性。

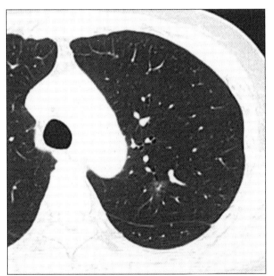
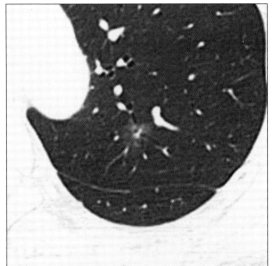
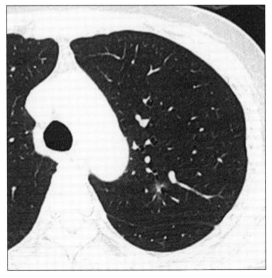
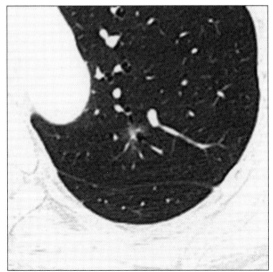

病例 19（王某，女，40 岁）

胸部 CT：	右肺下叶背段混合磨玻璃结节，大小约 10.4 mm×10.1 mm。结节有毛刺征、空泡征、分叶征、血管集束征。结节 CT 值为 −236 HU。
术后病理报告：	右下叶结节为微浸润性腺癌。淋巴结未见转移。
肿瘤标记物：	阴性。

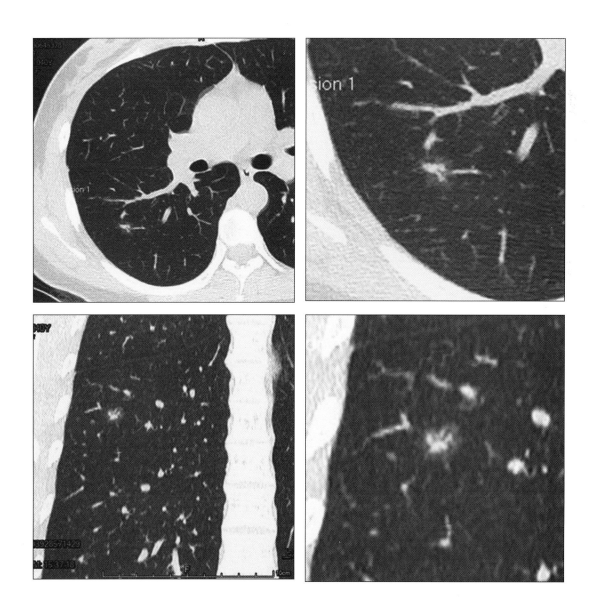

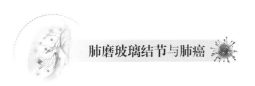

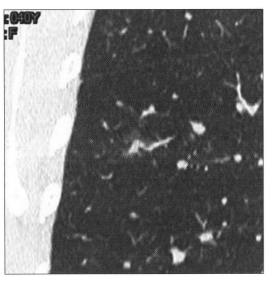 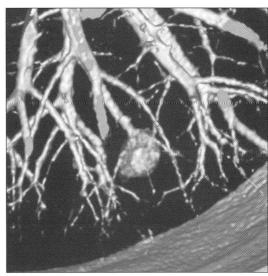

病例20（张某，女，46岁）

胸部CT：	左肺下叶纯磨玻璃结节，大小约6.5 mm×5.1 mm。结节有分叶征、血管集束征。平扫时密度为−496 HU。
术后病理报告：	左下叶结节为微浸润性腺癌。淋巴结未见转移。
肿瘤标记物：	阴性。

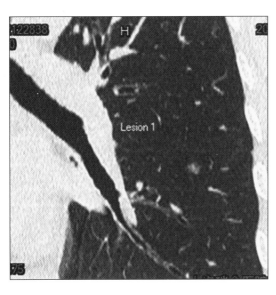 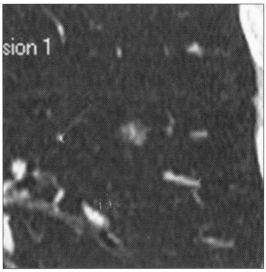

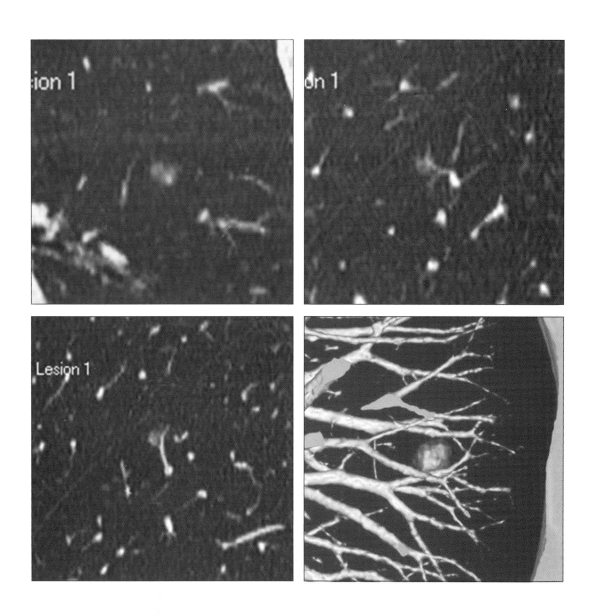

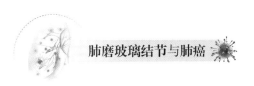

病例 21（方某某，男，25 岁）

胸部 CT：	左肺上叶混合磨玻璃结节，大小约 7 mm×8 mm。结节有毛刺征、分叶征、血管集束征。平扫时密度为 −476 HU。
术后病理报告：	左上叶结节为微浸润性腺癌。淋巴结未见转移。
肿瘤标记物：	阴性。

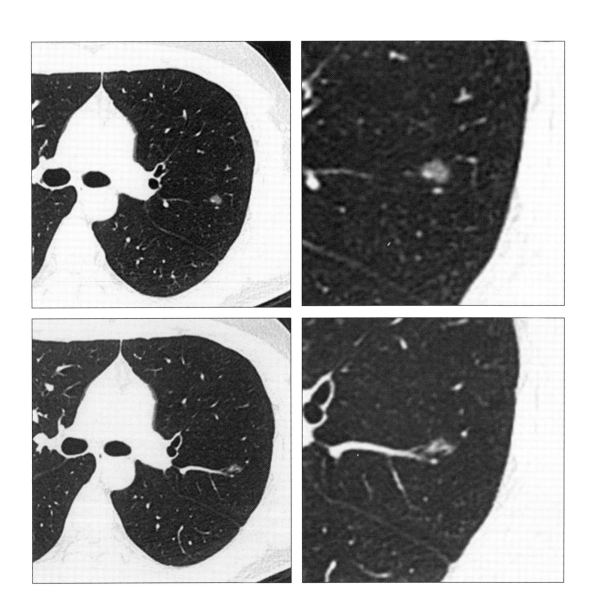

病例 22（金某，女，48 岁）

胸部 CT：	左肺上叶混合磨玻璃结节，大小约 9.1 mm×7.9 mm。结节有血管集束征、胸膜牵拉征。
术后病理报告：	左上叶结节为微浸润性腺癌。淋巴结未见转移。
肿瘤标记物：	阴性。

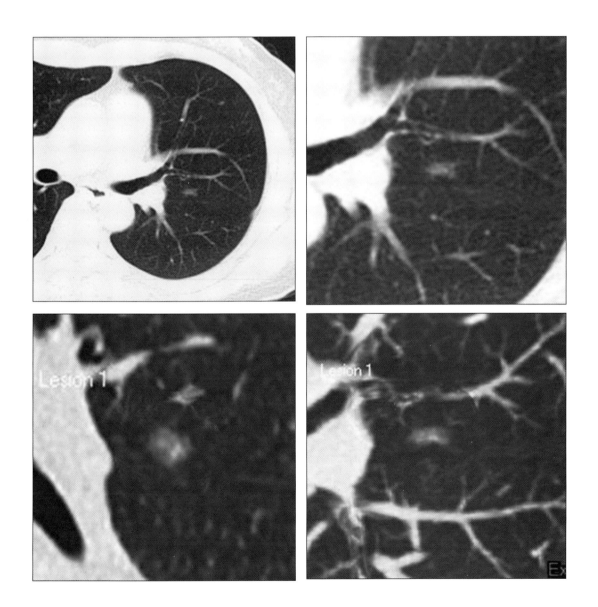

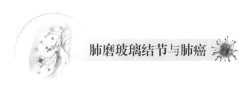
病例 23（郝某某，男，59 岁）

胸部 CT：	左肺上叶前段混合性磨玻璃结节，大小约 7.9 mm×6.8 mm。结节有分叶征、空泡征、血管集束征。平扫密度为 −314 HU，增强动脉期 −294 HU，静脉期 −298 HU。
术后病理报告：	左肺上叶为微浸润性腺癌。淋巴结未见转移。
肿瘤标记物：	阴性。

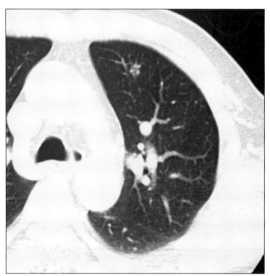

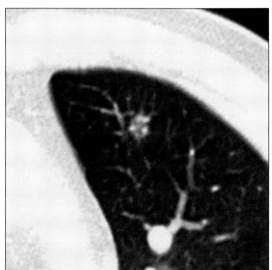

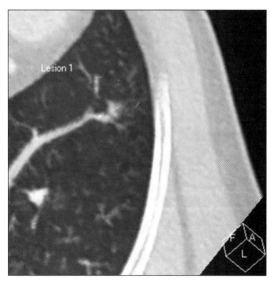

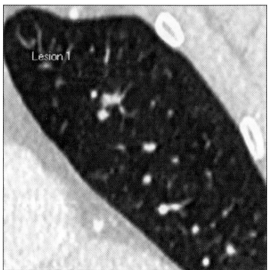

病例24（李某，男，46岁）

胸部CT：	左肺上叶前段纯磨玻璃结节，长径约5.7 mm。结节有分叶征、血管集束征。
术后病理报告：	左上叶结节为微浸润性腺癌。淋巴结未见转移。
肿瘤标记物：	阴性。

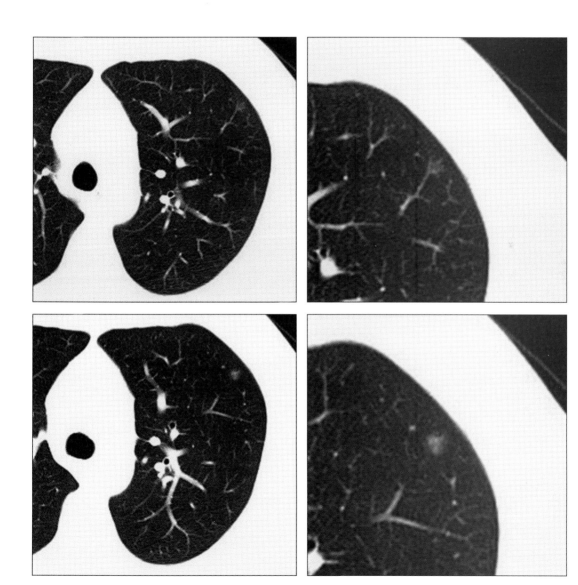

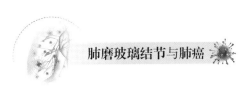
病例 25（江某某，女，62 岁）

胸部 CT：	左肺上叶前段纯磨玻璃结节，约 9.9 mm×9.7 mm。结节有空泡征、血管集束征。平扫时密度为 -650 HU。
术后病理报告：	左上叶结节为微浸润性腺癌。淋巴结未见转移。
肿瘤标记物：	阴性。

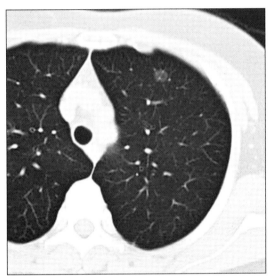
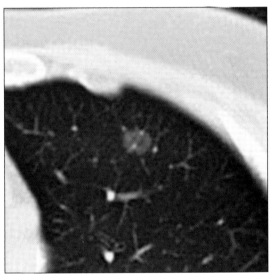
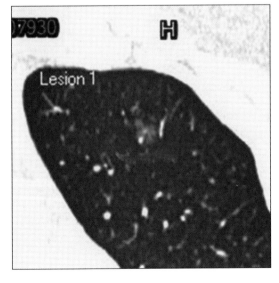
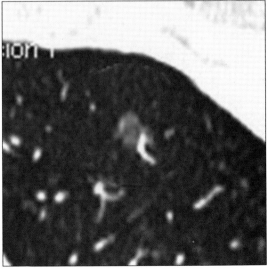

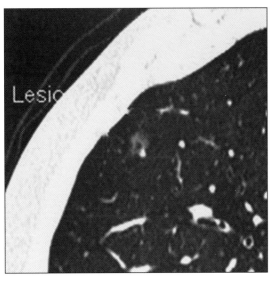

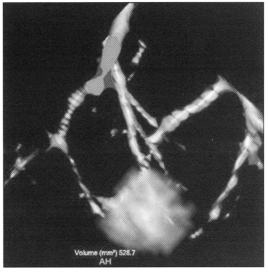

病例 26（杨某某，女，61 岁）

胸部 CT：	右肺上叶尖段纯磨玻璃结节，大小约 16.8 mm×13.7 mm。结节有分叶征、血管集束征。平扫时密度为 −697 HU，增强动脉期 −642 HU，静脉期 −682 HU。
术后病理报告：	右上叶结节为微浸润性腺癌。淋巴结未见转移。
肿瘤标记物：	阴性。

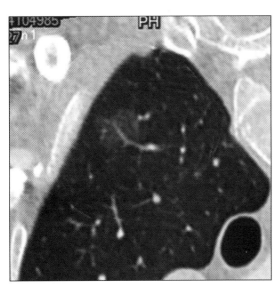

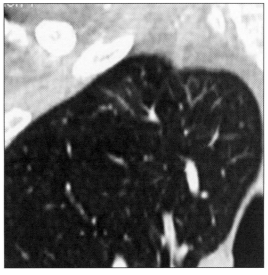

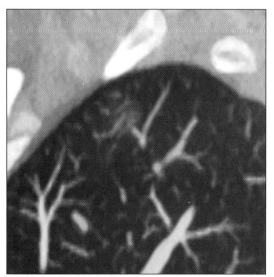
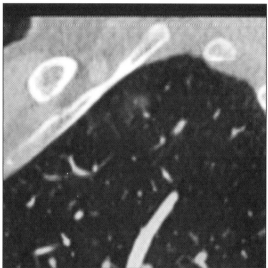

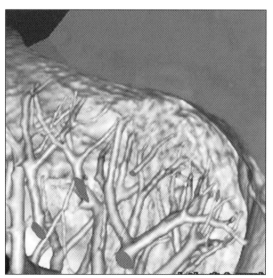

病例 27（王某某，女，57 岁）

胸部 CT：	右肺上叶前段纯磨玻璃结节，大小约 18.3 mm×16.7 mm。结节有分叶征、血管集束征。平扫时密度为 −571 HU，增强动脉期 −565 HU，静脉期 −609 HU。
术后病理报告：	右上叶结节为微浸润性腺癌。淋巴结未见转移。
肿瘤标记物：	阴性。

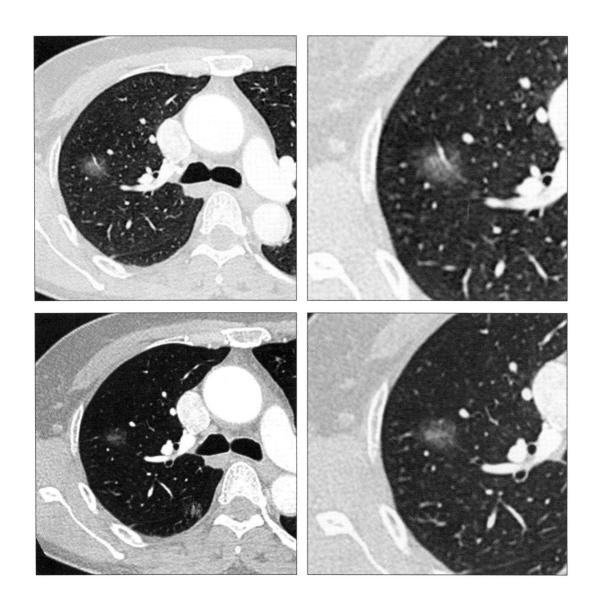

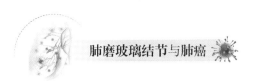
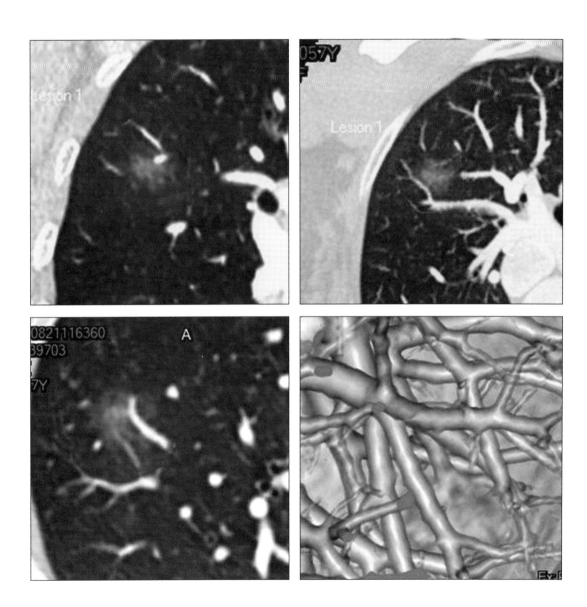

病例 28（刘某某，男，63 岁）

胸部 CT：	右肺上叶尖段磨玻璃结节，大小约 10.6 mm×8.9 mm。结节有血管集束征、分叶征、空泡征。平扫时密度为 −558 HU。
术后病理报告：	右上叶结节为微浸润性腺癌。淋巴结未见转移。
肿瘤标记物：	阴性。

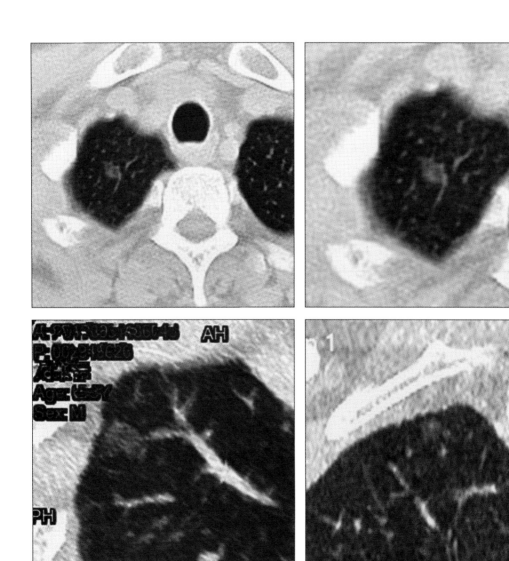

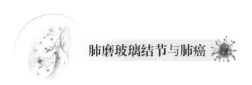

病例 29（徐某某，男，68 岁）

胸部 CT：	左肺下叶背段纯磨玻璃结节，大小约 19.1 mm×16.3 mm。结节有空泡征、血管集束征、胸膜牵拉征（结节处叶间裂胸膜出现凹陷）。平扫时密度为 −789 HU。
术后病理报告：	左下叶结节为微浸润性腺癌。淋巴结未见转移。
肿瘤标记物：	阴性。

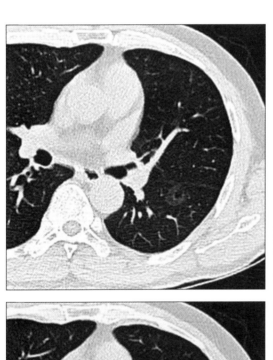

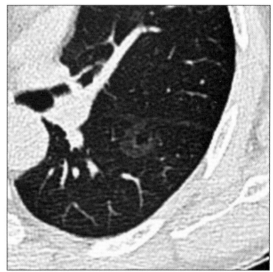

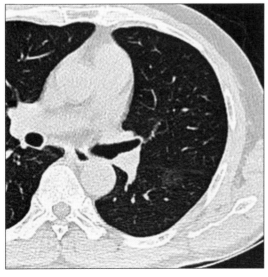

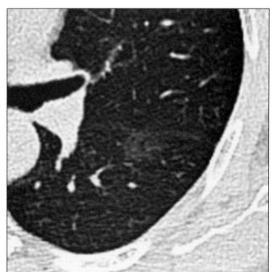

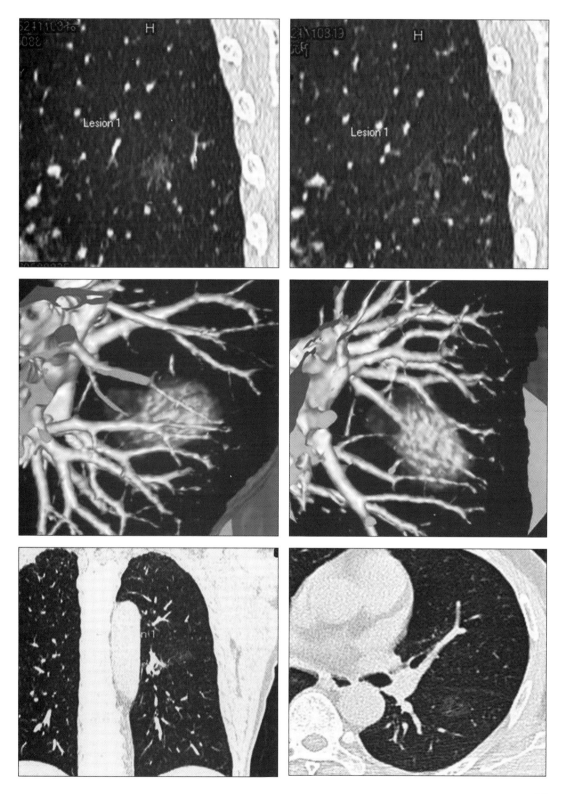

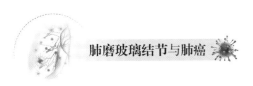
病例 30（于某，男，57 岁）

胸部 CT：	右肺上叶混合磨玻璃结节，大小约 13 mm×10 mm。结节有分叶征、血管集束征，结节内有点状小结节浓聚。
术后病理报告：	右上叶结节为微浸润性腺癌。淋巴结未见转移。
肿瘤标记物：	阴性。

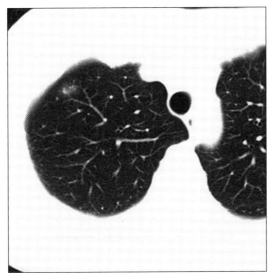
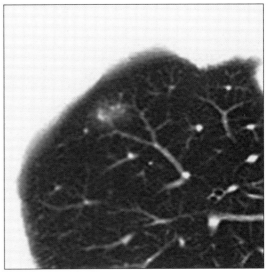
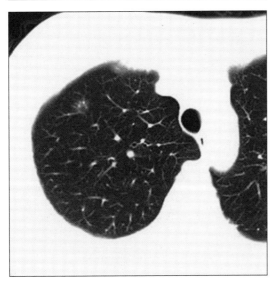
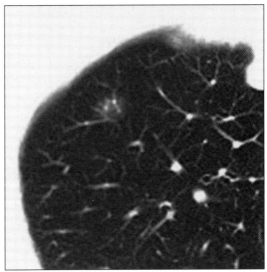

第五节
浸润性腺癌

病例 1（曹某某，男，55 岁）

胸部 CT：	左肺上叶尖段混合磨玻璃结节，大小约 15 mm×7 mm。结节有分叶征、血管集束征、支气管充气征。
术后病理报告：	左上叶结节为浸润性腺癌。淋巴结未见转移。
肿瘤标记物：	阴性。

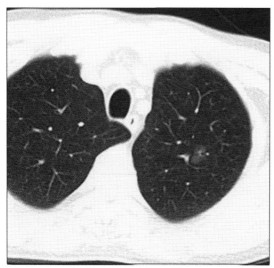
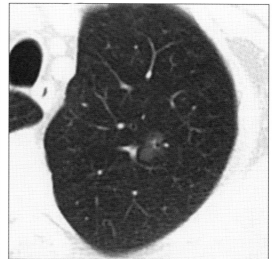
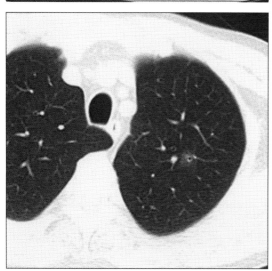
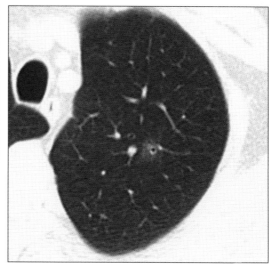

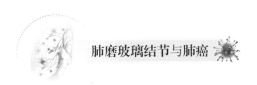

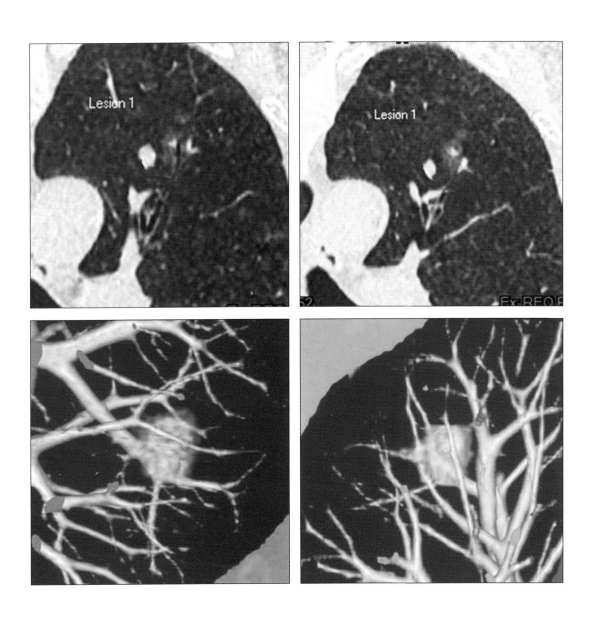

病例 2（顾某某，男，66 岁）

胸部 CT：	左肺上叶尖段实性成分为主的混合磨玻璃结节，大小约 12.8 mm× 8.8 mm。结节有分叶征、毛刺征、空泡征、血管集束征、支气管充气征。平扫时密度为 −95 HU。
术后病理报告：	左上叶结节为浸润性腺癌。淋巴结未见转移。
肿瘤标记物：	阴性。

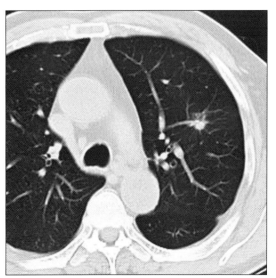

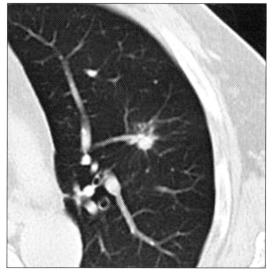

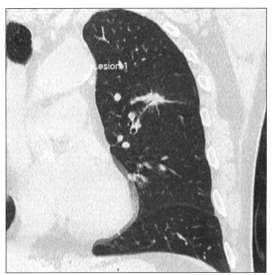

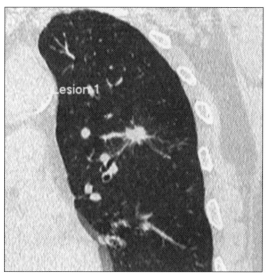

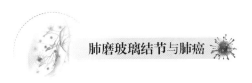

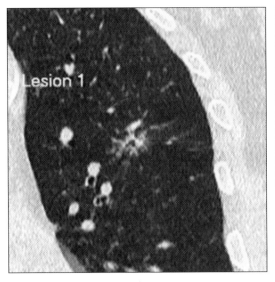

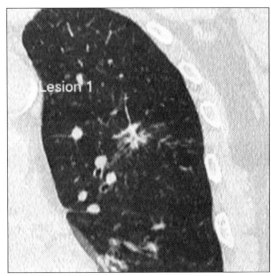

病例 3（孙某某，女，67 岁）

胸部 CT：	左肺上叶尖段磨玻璃结节，大小约 11.2 mm×8.7 mm。结节有分叶征、空泡征、毛刺征、血管集束征。平扫时密度为 −491 HU，增强动脉期 −489 HU。
术后病理报告：	左上叶结节为浸润性腺癌。淋巴结未见转移。
肿瘤标记物：	阴性。

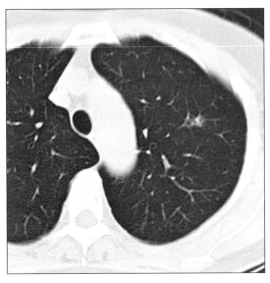

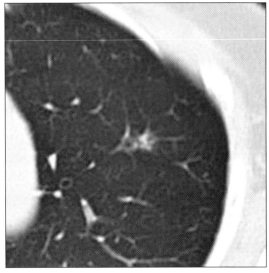

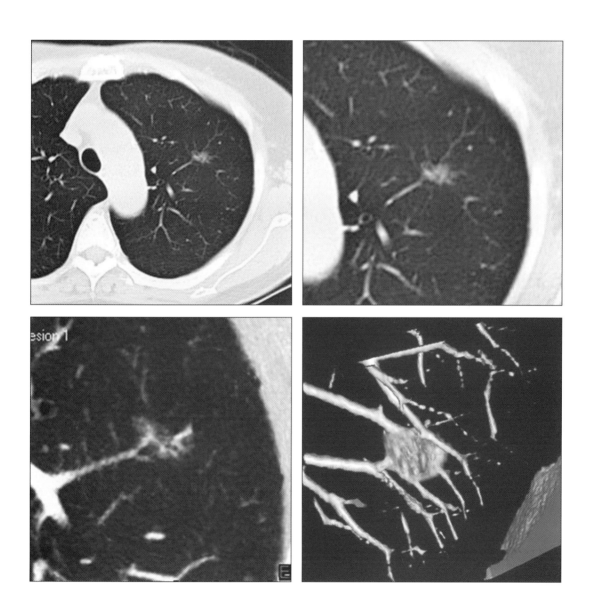

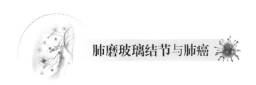

病例 4（池某某，男，53 岁）

胸部 CT：	左肺上叶前段混合密度磨玻璃结节，长径约 9.5 mm。结节有分叶征、空泡征、血管集束征。
术后病理报告：	左上叶结节为浸润性腺癌。淋巴结未见转移。
肿瘤标记物：	阴性。

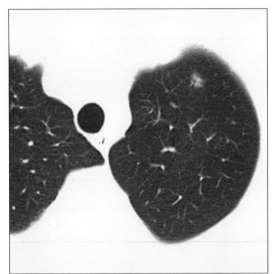
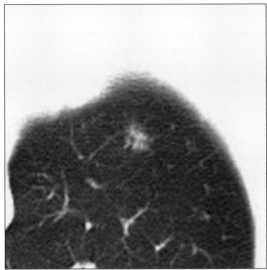
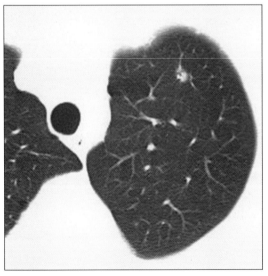
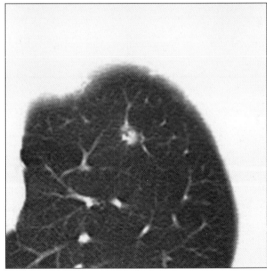

病例5（杨某某，男，50岁）

胸部 CT：	右肺中叶混合磨玻璃结节，长径约 6.7 mm。结节有分叶征、空泡征、血管集束征。平扫时密度为 −629 HU。
术后病理报告：	右中叶结节为浸润性腺癌。淋巴结未见转移。
肿瘤标记物：	阴性。

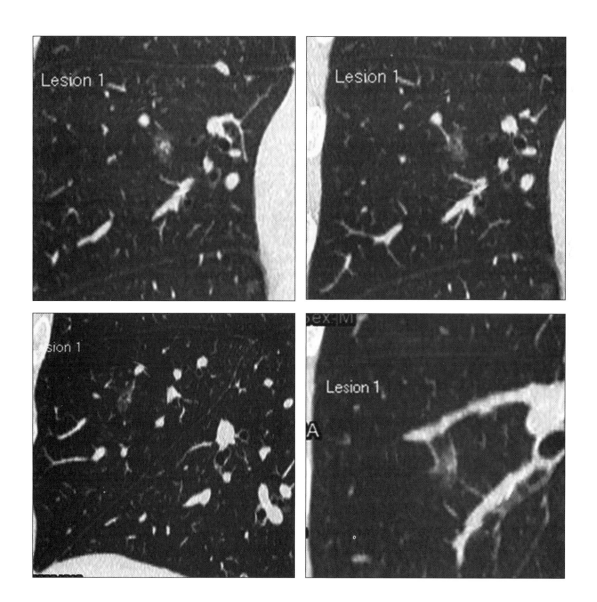

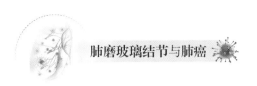
病例 6（黄某某，男，56 岁）

胸部 CT：	左肺下叶内基底段混合磨玻璃结节，大小约 8.4 mm×7.9 mm。结节有分叶征、血管集束征、细支气管截断征。平扫时密度为 28.5 HU，增强动脉期 642 HU，静脉期 62.4 HU。
术后病理报告：	左肺下叶结节为浸润性腺癌。淋巴结未见转移。
肿瘤标记物：	阴性。

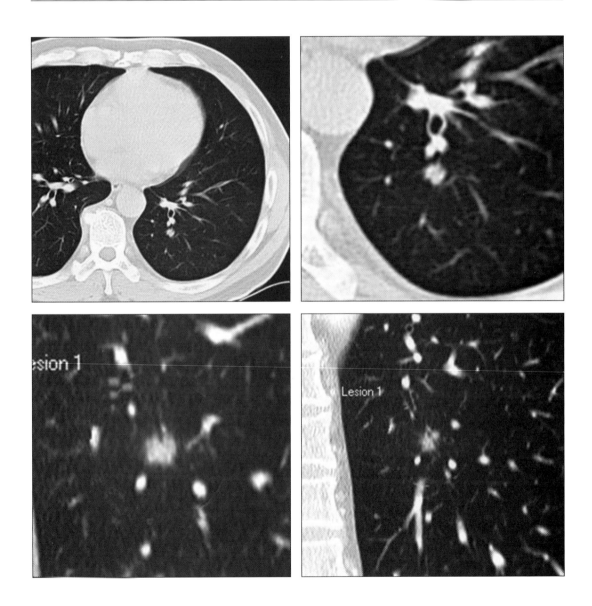

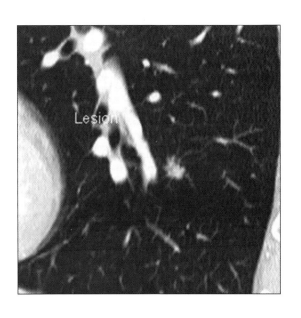

病例 7（李某某，女，39 岁）

胸部 CT：	右肺上叶尖段混合磨玻璃结节，大小约 14 mm×13 mm。结节有分叶征、血管集束征、毛刺征。
术后病理报告：	右上叶结节为浸润性腺癌。淋巴结未见转移。
肿瘤标记物：	阴性。

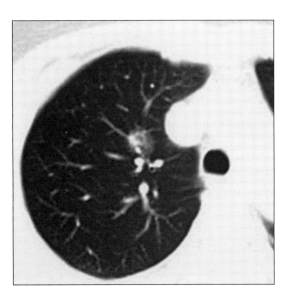 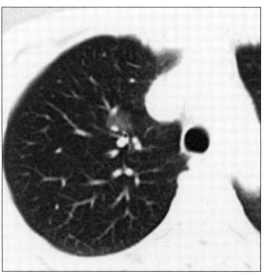

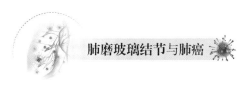
病例 8（罗某某，女，59 岁）

胸部 CT：	右肺上叶前段磨玻璃结节，约 14.8 mm×12.4 mm。结节有分叶征、毛刺征、空泡征、血管集束征。平扫时密度为 −595 HU，增强动脉期 −569 HU，静脉期 −533 HU。
术后病理报告：	右上叶结节为浸润性腺癌。淋巴结未见转移。
肿瘤标记物：	阴性。

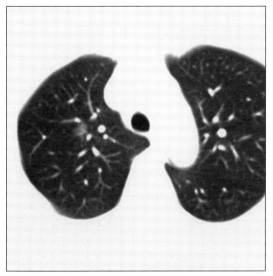
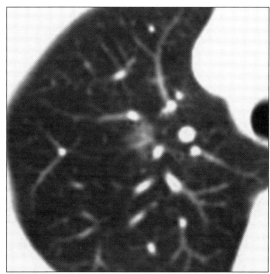
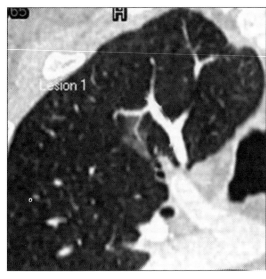
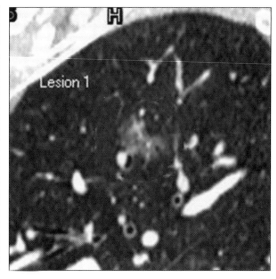

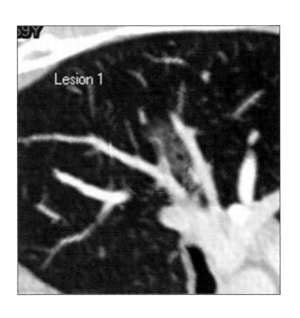

病例9（方某某，男，60岁）

胸部 CT：	右肺上叶后段磨玻璃结节，长径约 8.5 mm。结节有血管集束征、分叶征。
术后病理报告：	右上叶结节为浸润性腺癌。淋巴结未见转移。
肿瘤标记物：	阴性。

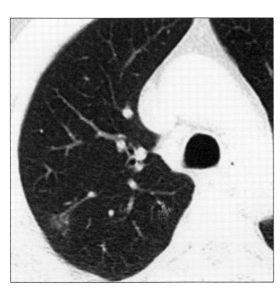
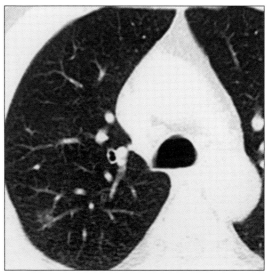

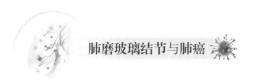

病例 10（田某某，女，52 岁）

胸部 CT：	右肺上叶前段混合磨玻璃结节，约 17 mm×14 mm。结节有分叶征、毛刺征、空泡征、血管集束征、支气管充气征。平扫时密度为 −443 HU，增强动脉期 −436 HU，静脉期 −420 HU。
术后病理报告：	右上叶结节为浸润性腺癌。淋巴结未见转移。
肿瘤标记物：	阴性。

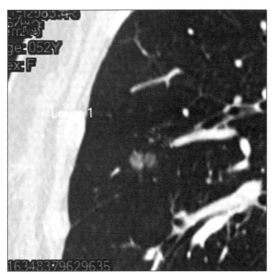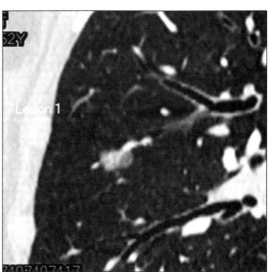
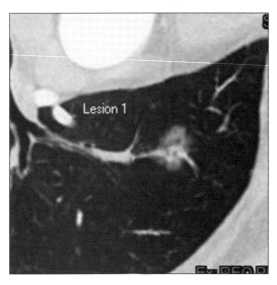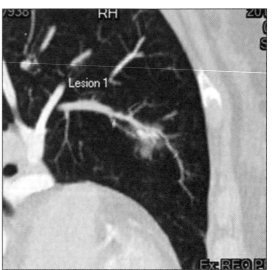

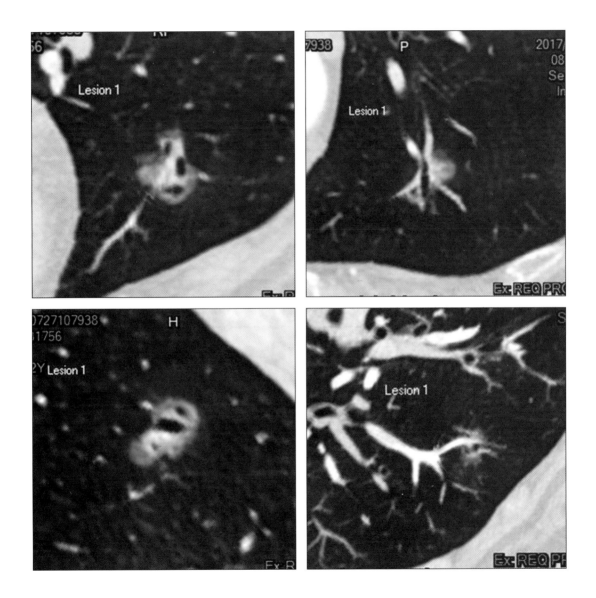

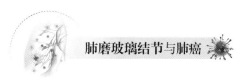

病例 11（刑某某，女，53 岁）

胸部 CT：	右肺上叶后段混合磨玻璃结节，约 13 mm×12 mm。结节有毛刺征、胸膜牵拉征、血管集束征。平扫时密度为 −333 HU。
术后病理报告：	右上叶结节为浸润性腺癌。淋巴结未见转移。
肿瘤标记物：	阴性。

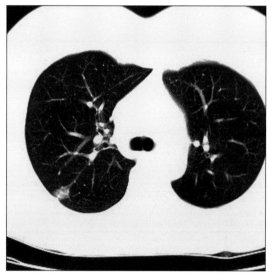
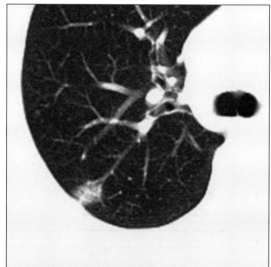
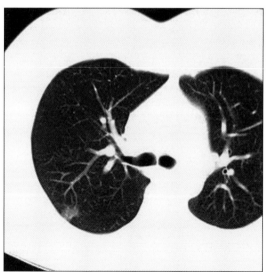
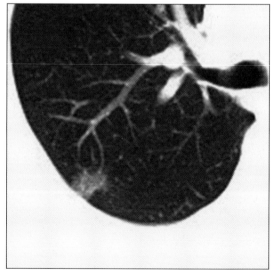

病例 12（田某某，女，53 岁）

胸部 CT：	左肺下叶磨玻璃结节，约 16.8 mm×11.2 mm。结节有胸膜牵拉征、血管集束征、分叶征。平扫时密度为 −595 HU，增强动脉期 −569 HU，静脉期 −533 HU。
术后病理报告：	右上叶结节为浸润性腺癌。淋巴结未见转移。
肿瘤标记物：	阴性。

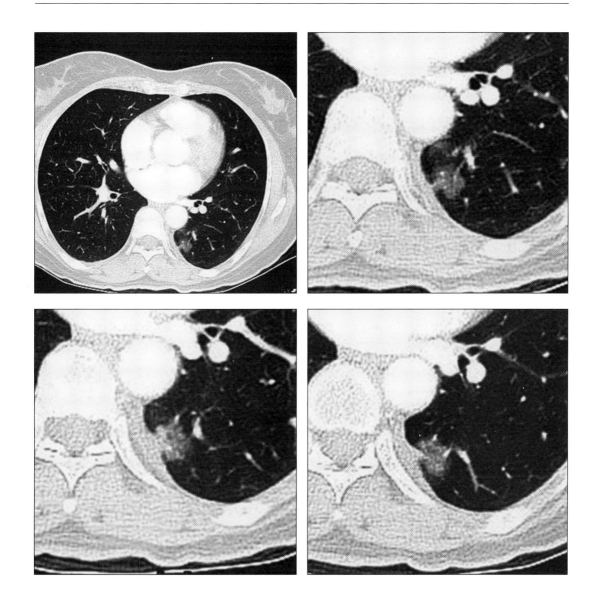

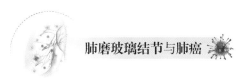

病例 13（吴某，女，46 岁）

胸部 CT：	左肺上叶尖段纯磨玻璃结节，约 8 mm。结节有分叶征、血管集束征。右肺上叶后段纯磨玻璃结节，约 8 mm，结节有空泡征、血管集束征、分叶征。
术后病理报告：	左上叶、右上叶结节均为浸润性腺癌。淋巴结未见转移。
肿瘤标记物：	阴性。

下图左肺上叶尖段结节。

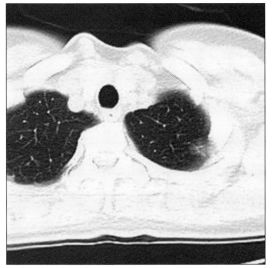
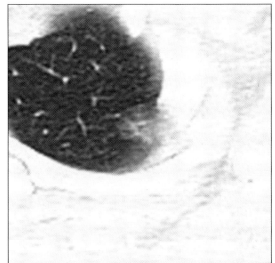
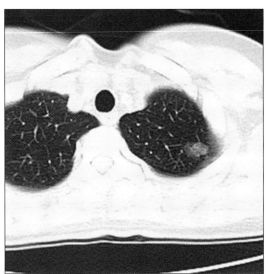
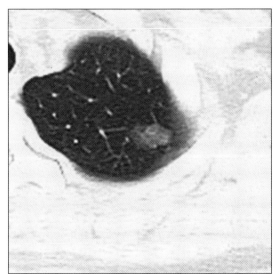

下图为右肺上叶后段结节。

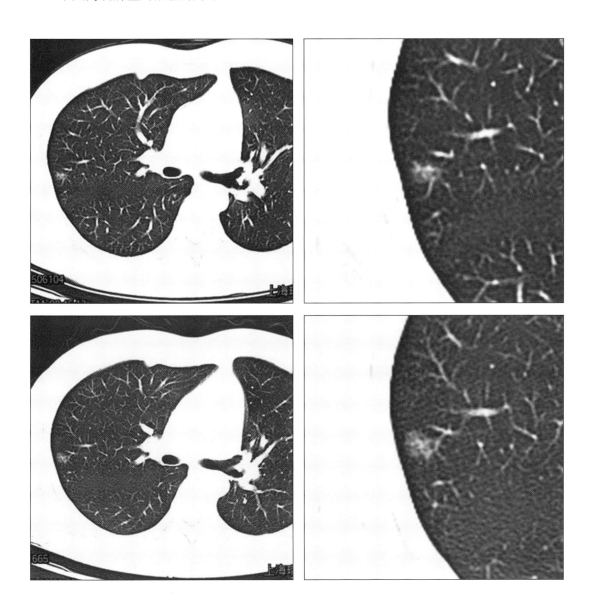

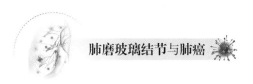

病例 14（李某某，女，63 岁）

胸部 CT：	左肺下叶磨玻璃结节，约 13 mm。结节有分叶征、空泡征、血管集束征。
术后病理报告：	左下叶结节为浸润性腺癌。淋巴结未见转移。
肿瘤标记物：	阴性。

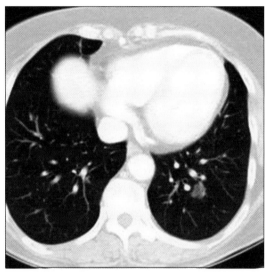
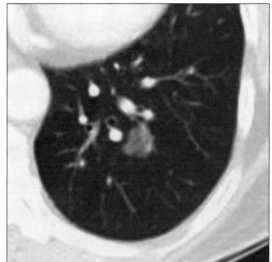
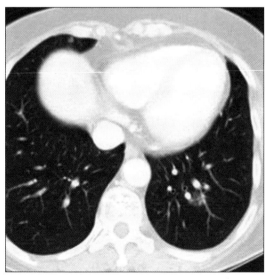
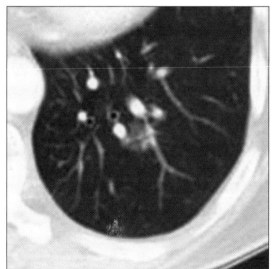

病例 15（陈某某，女，51 岁）

胸部 CT：	右肺下叶混合磨玻璃结节，约 12 mm。结节有分叶征、血管集束征、胸膜牵拉征（结节部位叶间裂胸膜凹陷）。
术后病理报告：	右下叶结节为浸润性腺癌。淋巴结未见转移。
肿瘤标记物：	阴性。

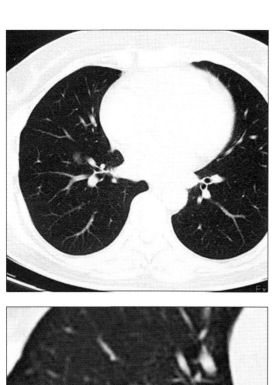
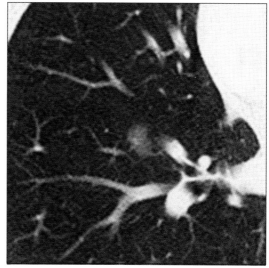
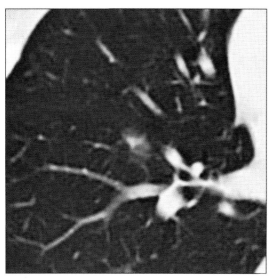
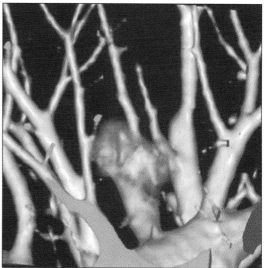

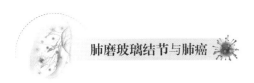

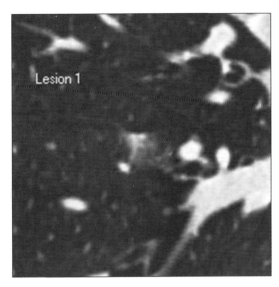
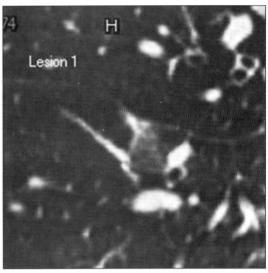

病例 16（吴某某，女，61 岁）

胸部 CT：	右肺中叶磨玻璃结节，约 9.9 mm×6.9 mm。结节有分叶征、血管集束征、空泡征。平扫时密度为 −558 HU。
术后病理报告：	右中叶结节为浸润性腺癌。淋巴结未见转移。
肿瘤标记物：	阴性。

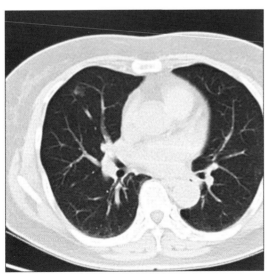
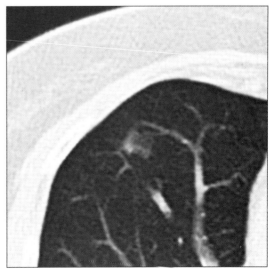

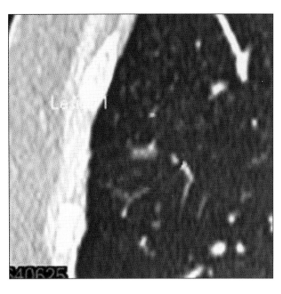
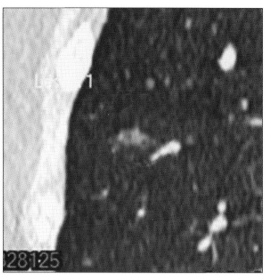

病例 17（陈某某，男，53 岁）

胸部 CT：	右肺下叶实性成分为主的混合磨玻璃结节，约 13.7 mm×11.4 mm。结节有空泡征、细支气管截断征、分叶征、血管集束征。平扫时密度为 −20.5 HU，增强后密度为 −111.7 HU。
术后病理报告：	右下叶结节为浸润性腺癌。淋巴结未见转移。
肿瘤标记物：	阴性。

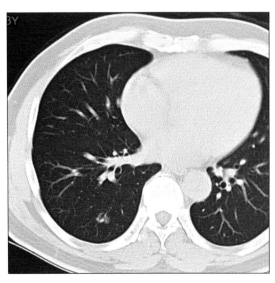
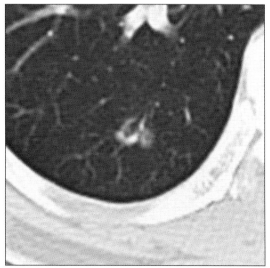

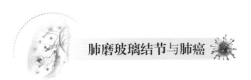
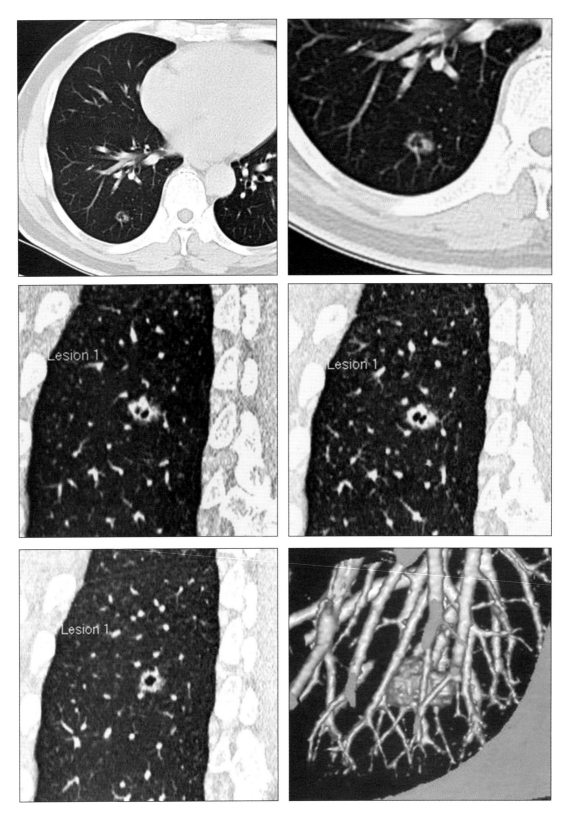

病例 18（胡某某，女，66 岁）

胸部 CT：	右肺上叶背段混合磨玻璃结节，约 12 mm。结节有分叶征、空泡征、毛刺征、血管集束征。
术后病理报告：	右上叶结节为浸润性腺癌。淋巴结未见转移。
肿瘤标记物：	阴性。

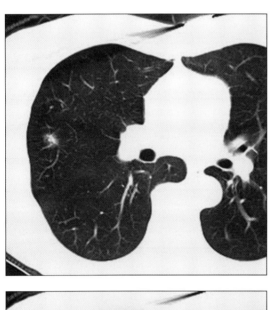
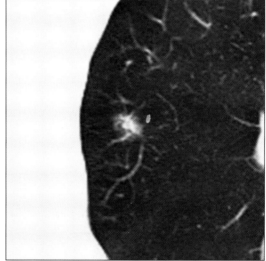
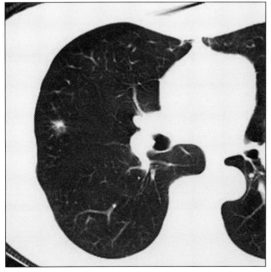
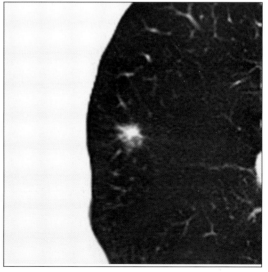

病例 19（林某某，女，42 岁）

胸部 CT：	左肺下叶混合磨玻璃结节，约 10 mm。结节有分叶征、血管集束征。
术后病理报告：	左下叶结节为浸润性腺癌。淋巴结未见转移。
肿瘤标记物：	阴性。

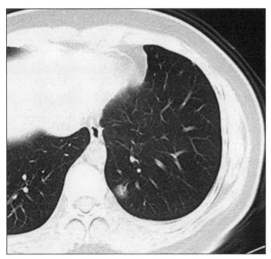 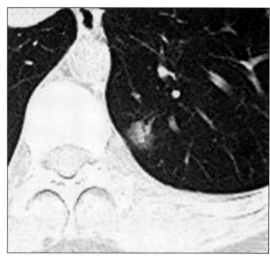

病例 20（卫某某，女，28 岁）

胸部 CT：	左肺上叶后段纯磨玻璃结节，约 7.5 mm。结节有分叶征、血管集束征。
术后病理报告：	左上叶结节为浸润性腺癌。淋巴结未见转移。
肿瘤标记物：	NSE 升高。

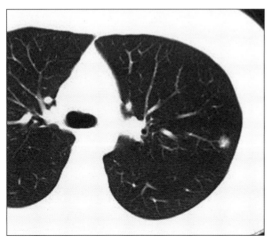 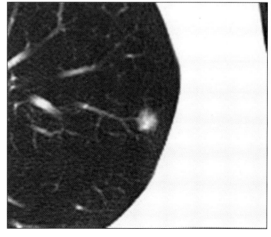

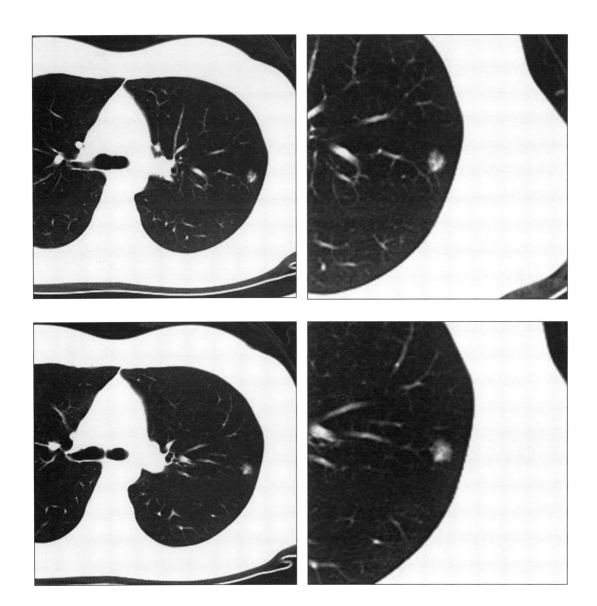

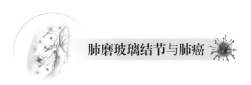

病例 21（蒋某某，女，49 岁）

胸部 CT：	右肺下叶外基底段混合磨玻璃结节，约 12 mm。结节有分叶征、毛刺征、血管集束征、胸膜牵拉征。
术后病理报告：	右下叶结节为浸润性腺癌。淋巴结未见转移。
肿瘤标记物：	NSE 升高。

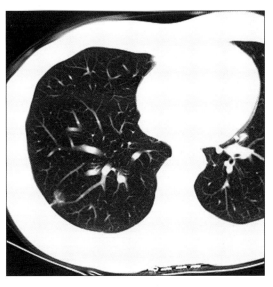
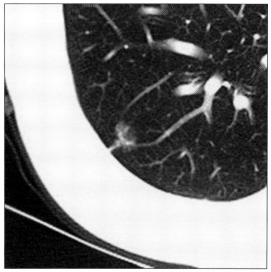
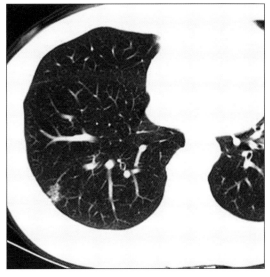
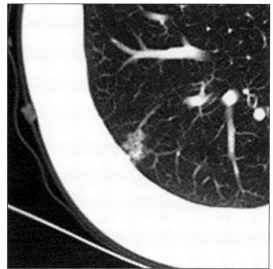

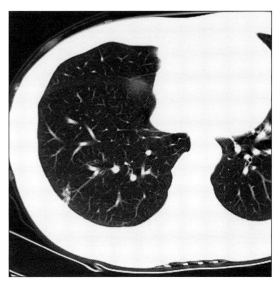
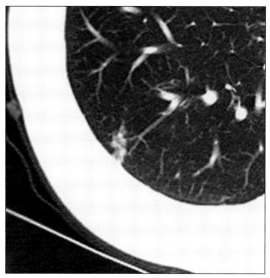

病例 22（卓某某，男，45 岁）

胸部 CT：	右肺下叶后基底段混合磨玻璃结节，约 14.2 mm×13.9 mm。结节有分叶征、毛刺征、血管集束征、支气管充气征。平扫时密度为 −460 HU，增强动脉期 −462 HU，静脉期 −430 HU。
术后病理报告：	右下叶结节为浸润性腺癌。淋巴结未见转移。
肿瘤标记物：	阴性。

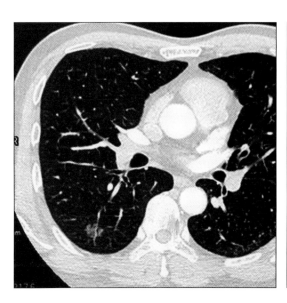
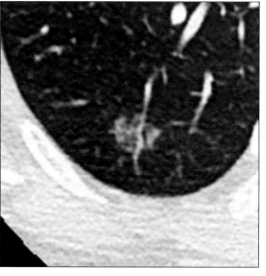

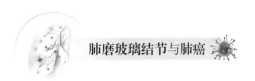

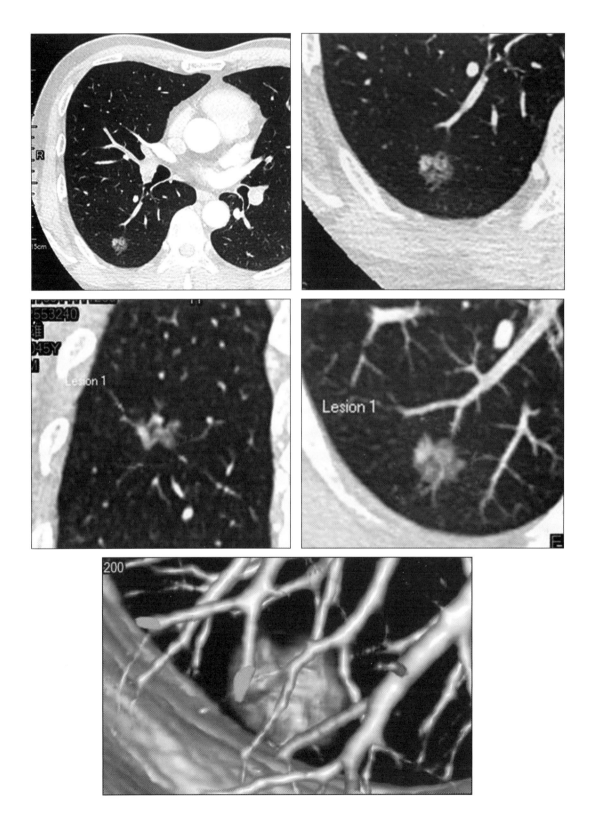

病例 23（张某某，女，63 岁）

胸部 CT：	左肺上叶后段磨玻璃结节，约 5.2 mm×5.0 mm。结节有毛刺征、血管集束征、分叶征。
术后病理报告：	左上叶结节为浸润性腺癌。淋巴结未见转移。
肿瘤标记物：	阴性。

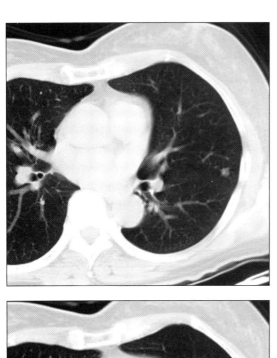
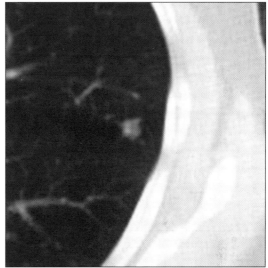
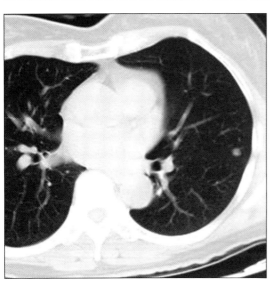
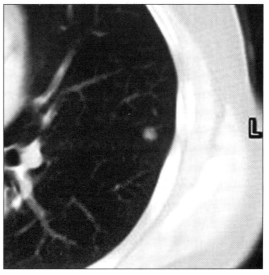

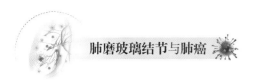

病例 24（徐某某，女，76 岁）

胸部 CT：	右肺中叶混合磨玻璃结节，约 13 mm×8 mm。结节有分叶征、毛刺征、血管集束征。
术后病理报告：	右中叶结节为浸润性腺癌。淋巴结未见转移。
肿瘤标记物：	阴性。

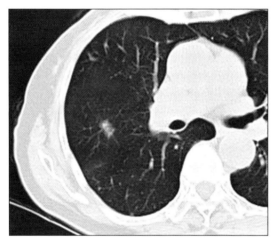
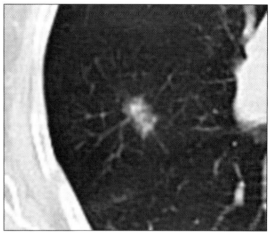

病例 25（江某某，女，38 岁）

胸部 CT：	右肺上叶后段水平裂扁平实性为主的磨玻璃结节，大小约为 11.6 mm×10.3 mm×3.4 mm。结节有胸膜牵拉征、血管集束征。平扫时密度为 −424 HU，增强动脉期 −360 HU。
术后病理报告：	右上叶结节为浸润性腺癌。淋巴结未见转移。
肿瘤标记物：	阴性。

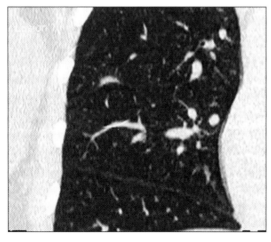
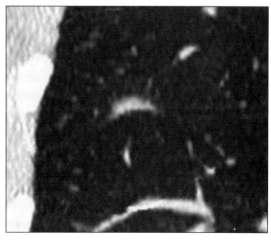

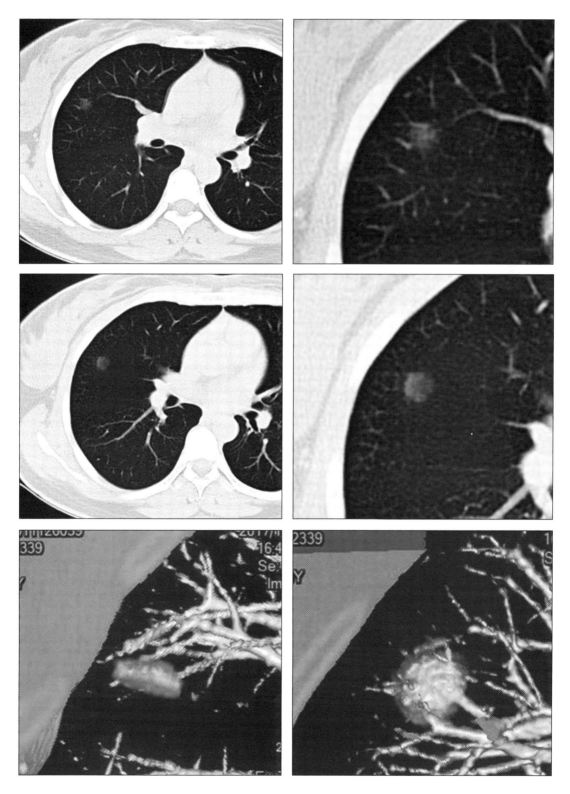

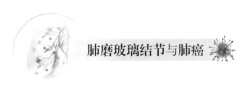

肺磨玻璃结节与肺癌

病例 26（吕某，女，41 岁）

胸部 CT:	右肺上叶后段磨玻璃结节，约 6.1 mm×5.6 mm。结节有分叶征、血管集束征。平扫时密度为 −653 HU，增强动脉期 −663 HU，静脉期 −620 HU。
术后病理报告:	右上叶结节为浸润性腺癌。淋巴结未见转移。
肿瘤标记物:	阴性。

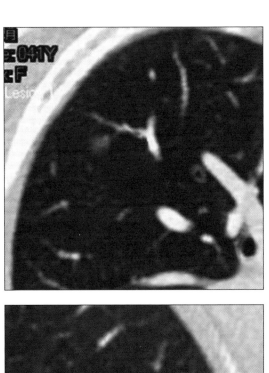
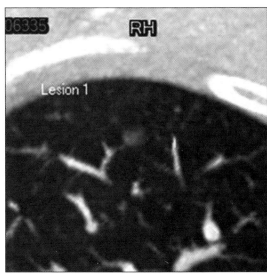
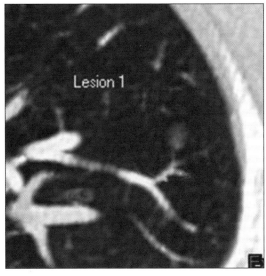
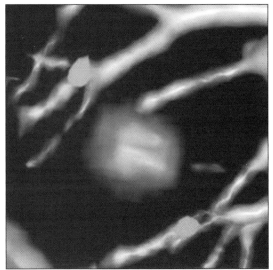

116

病例 27（曾某某，男，64 岁）

胸部 CT：	右肺上叶尖段实性为主的磨玻璃结节，约 8.8 mm×7.8 mm。结节有分叶征、毛刺征、血管集束征。
术后病理报告：	右上叶结节为浸润性腺癌。淋巴结未见转移。
肿瘤标记物：	阴性。

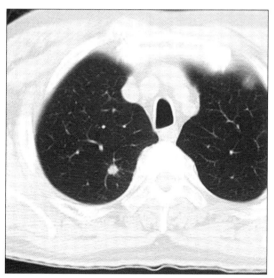
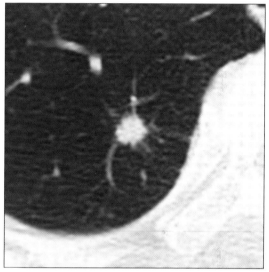
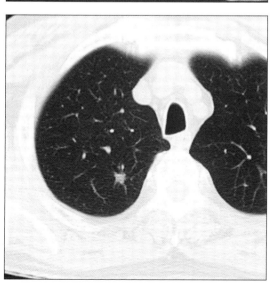
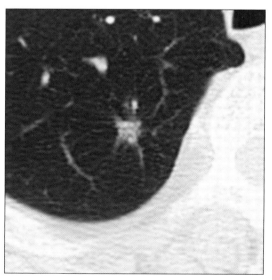

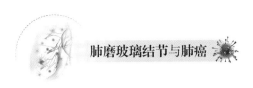
病例 28（周某某，女，48 岁）

胸部 CT：	右肺下叶背段磨玻璃结节，约 11.4 mm×9.4 mm。结节有分叶征、毛刺征、血管集束征、胸膜牵拉征。平扫时密度为 −615 HU。
术后病理报告：	右下叶结节为浸润性腺癌。淋巴结未见转移。
肿瘤标记物：	阴性。

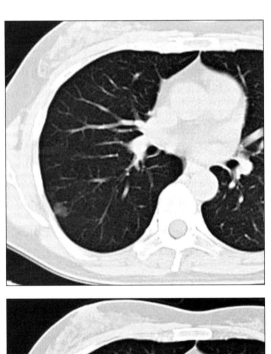
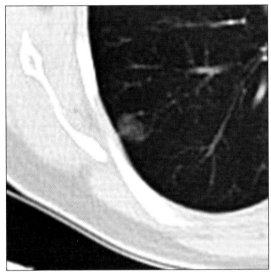
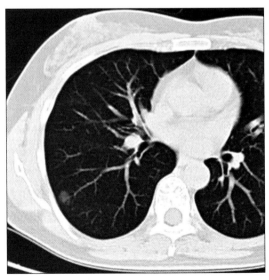
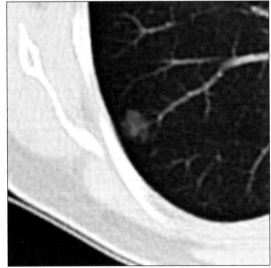

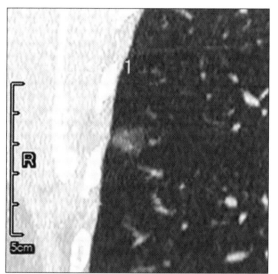

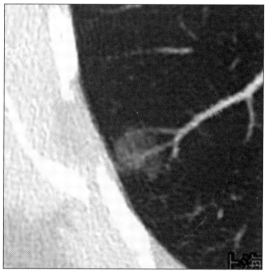

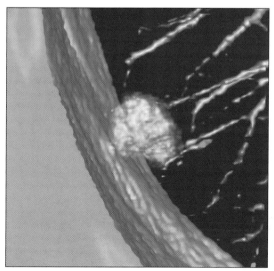

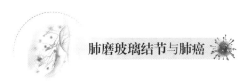

病例 29（陈某，女，58 岁）

胸部 CT：	右肺上叶前段混合磨玻璃结节，约 17.8 mm×10.1 mm。结节有分叶征、毛刺征、空泡征、血管集束征、支气管充气征。
术后病理报告：	右上叶结节为浸润性腺癌。淋巴结未见转移。
肿瘤标记物：	阴性。

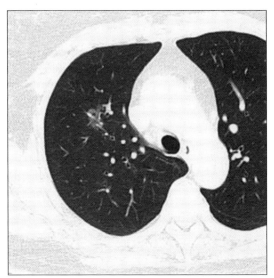
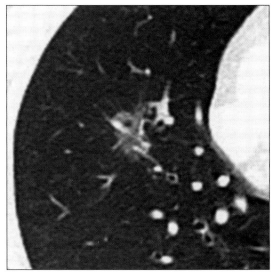
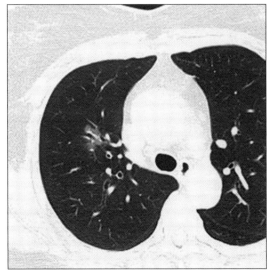
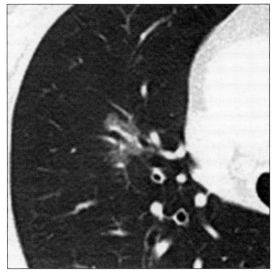

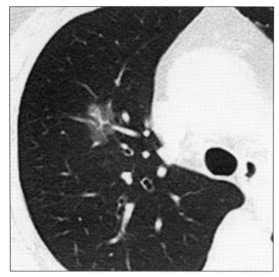
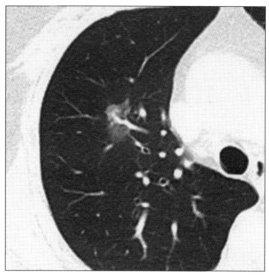

病例 30（彭某某，男，62 岁）

胸部 CT：	右肺上叶尖段磨玻璃结节，约 16 mm。结节有血管集束征。
术后病理报告：	右上叶结节为浸润性腺癌。淋巴结未见转移。
肿瘤标记物：	阴性。

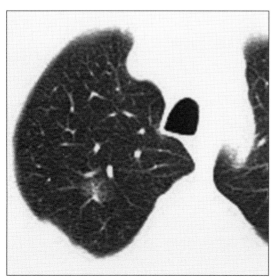
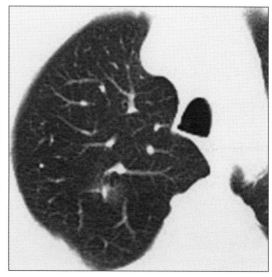

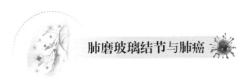
病例 31（孙某某，男，65 岁）

胸部 CT：	左肺下叶实性结节，约 26 mm。结节有分叶征、毛刺征、血管集束征。平扫时密度为 35 HU。结节在纵隔窗显影。
术后病理报告：	左下叶结节为浸润性腺癌。淋巴结未见转移。
肿瘤标记物：	阴性。

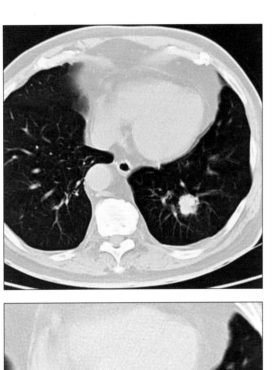
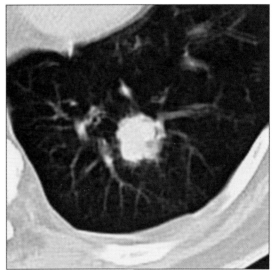
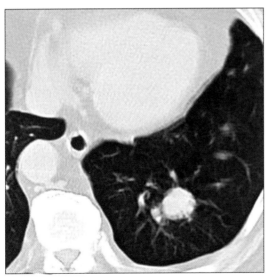
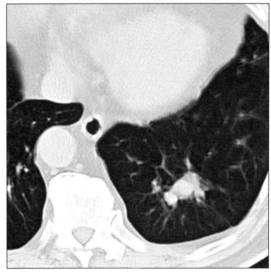

下图为纵隔窗。

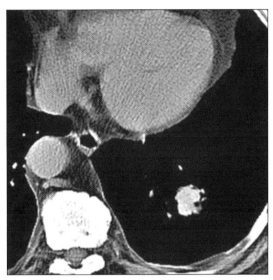 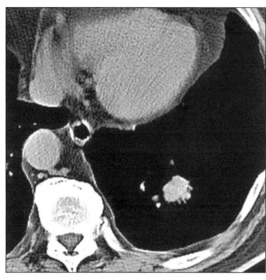

病例 32（张某某，女，57 岁）

胸部 CT：	右肺上叶实性结节，约 14.1 mm×13.4 mm。结节有分叶征、毛刺征、空泡征、血管集束征。平扫时密度为 35.8 HU，增强动脉期 86.6 HU。纵隔窗显影。
术后病理报告：	右上叶结节为浸润性腺癌。淋巴结未见转移。
肿瘤标记物：	阴性。

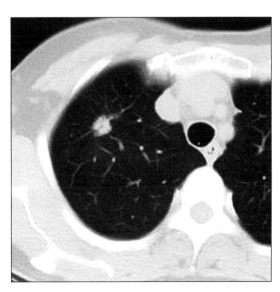 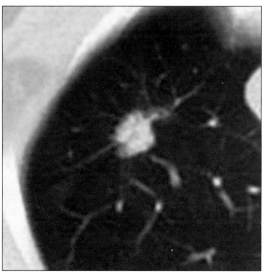

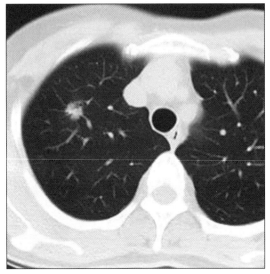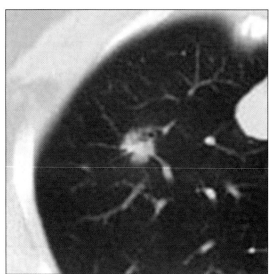

下图为纵隔窗。

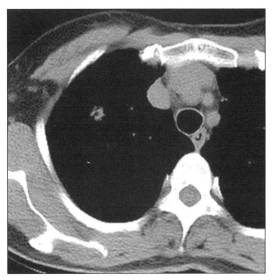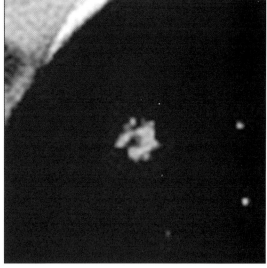

病例 33（李某某，男，65 岁）

胸部 CT：	右肺上叶尖段纯磨玻璃结节，约 18.7 mm×18.4 mm。结节有分叶征、毛刺征、血管集束征。平扫时密度为 −755 HU。
术后病理报告：	右上叶结节为浸润性腺癌。淋巴结未见转移。
肿瘤标记物：	阴性。

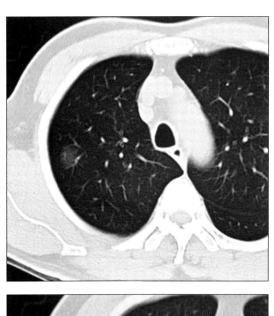
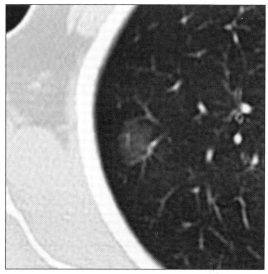
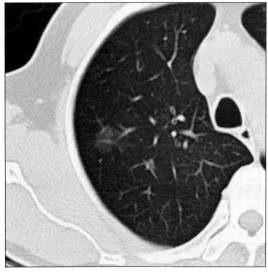
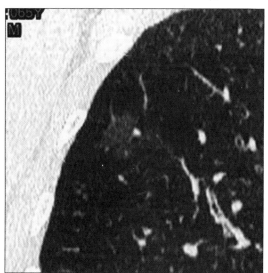

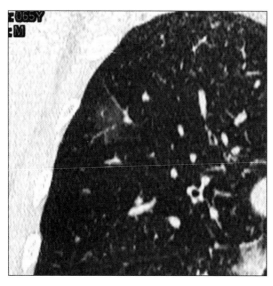
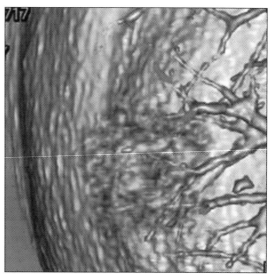

病例 34（王某某，男，75 岁）

胸部 CT：	右肺上叶后段磨玻璃结节，约 18 mm。结节有分叶征、毛刺征、血管集束征、支气管充气征。平扫时密度为 −595 HU，增强动脉期 −569 HU，静脉期 −533 HU。
术后病理报告：	右上叶结节为浸润性腺癌。淋巴结未见转移。
肿瘤标记物：	阴性。

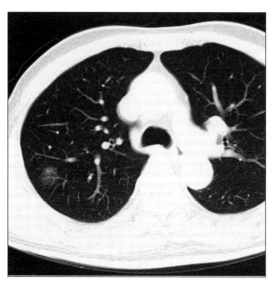
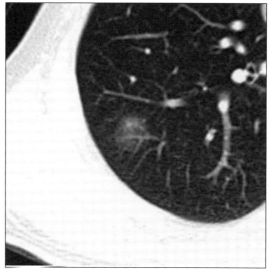

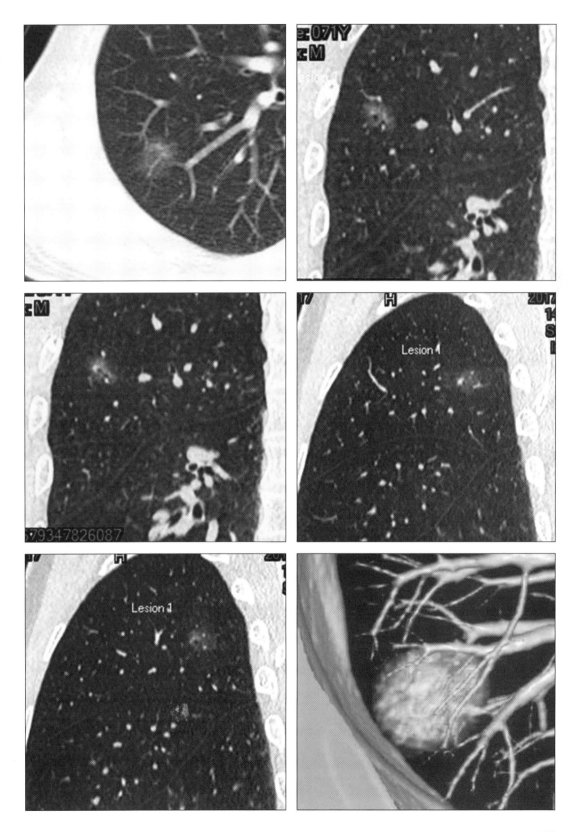

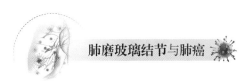

病例 35（姚某某，女，54 岁）

胸部 CT：	左肺上叶前段实性结节，约 9 mm。结节有分叶征、血管集束征、胸膜牵拉征。
术后病理报告：	左上叶结节为浸润性腺癌。淋巴结未见转移。
肿瘤标记物：	阴性。

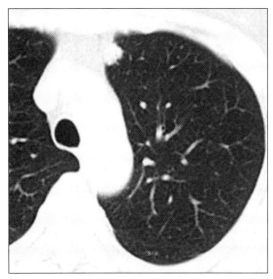
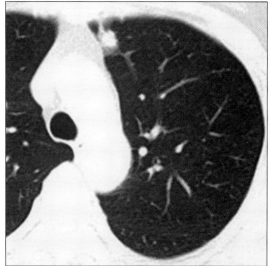
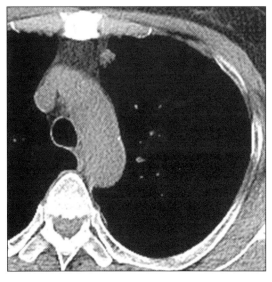
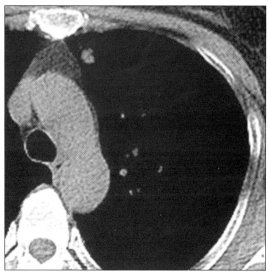

病例 36（陆某某，男，74 岁）

胸部 CT：	左肺上叶尖后段混合磨玻璃结节，约 19 mm×20 mm，实性部分 8.3 mm。结节有分叶征、毛刺征、血管集束征、空泡征。平扫时密度为 −255 HU，增强动脉期 −230U。纵隔窗部分显影。
术后病理报告：	左上叶结节为浸润性腺癌。淋巴结未见转移。
肿瘤标记物：	阴性。

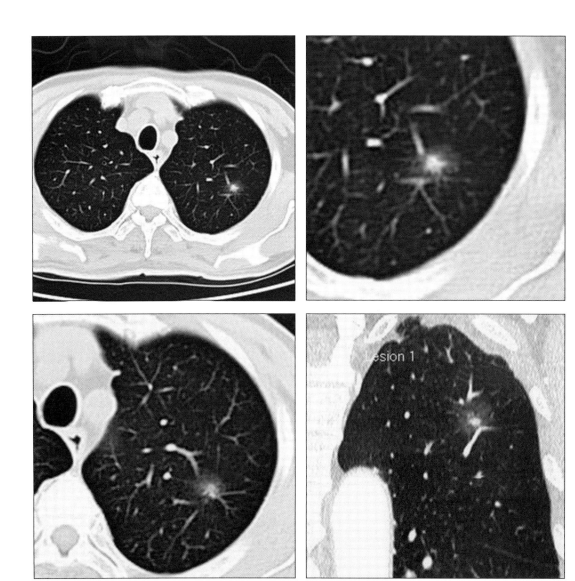

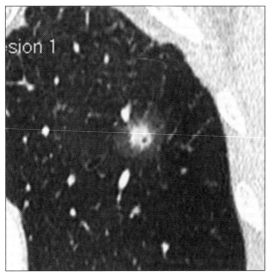
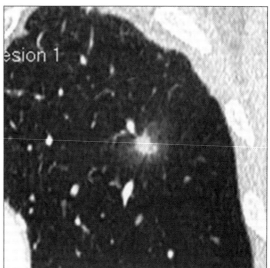

下图是纵隔窗。

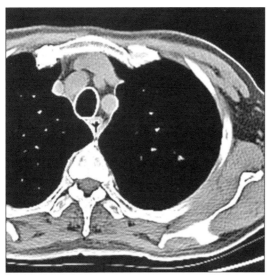
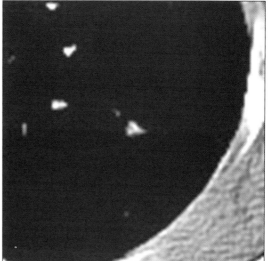

病例 37（马某某，女，53 岁）

胸部 CT：	左肺上叶实性为主的混合磨玻璃结节，约 15 mm×12 mm。结节有分叶征、毛刺征、血管集束征、支气管充气征。
术后病理报告：	左上叶结节为浸润性腺癌。淋巴结未见转移。
肿瘤标记物：	阴性。

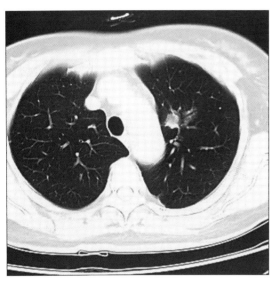
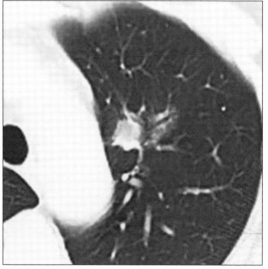
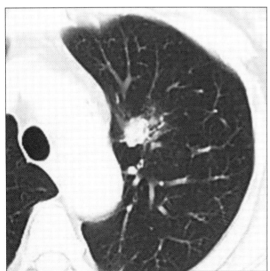
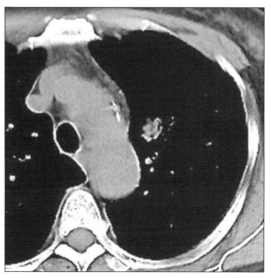

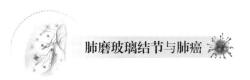

病例 38（吴某某，男，51 岁）

胸部 CT：	右肺上叶肺门实性结节，约 16 mm。结节有分叶征、毛刺征、血管集束征。平扫时密度为 30 HU。
术后病理报告：	右上叶结节为浸润性腺癌。淋巴结未见转移。
肿瘤标记物：	阴性。

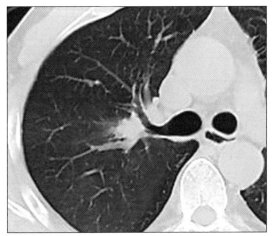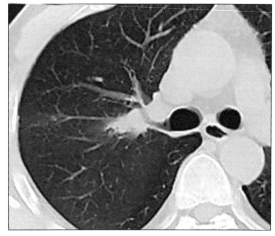

病例 39（王某某，男，70 岁）

胸部 CT：	右肺上叶前段纯磨玻璃结节，约 15.9 mm×14.9 mm。结节有空泡征、血管集束征、支气管充气征。平扫时密度为 −699 HU，增强动脉期 −674 HU，静脉期 −656 HU。
术后病理报告：	右上叶结节为浸润性腺癌。淋巴结未见转移。
肿瘤标记物：	阴性。

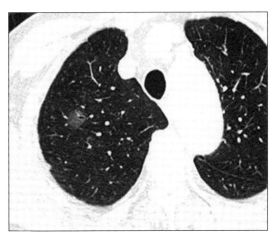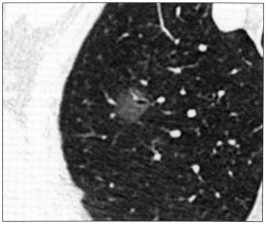

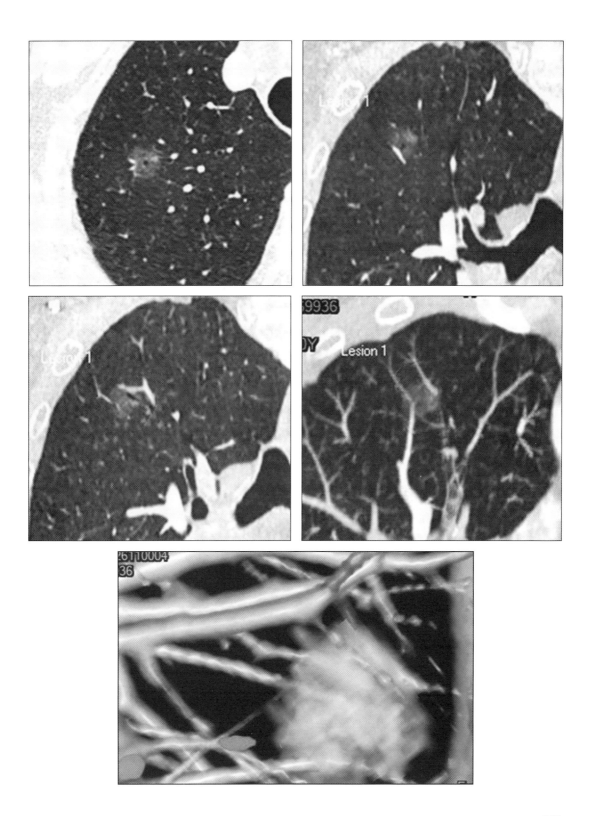

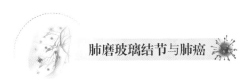

病例 40（邹某某，男，68 岁）

胸部 CT：	右肺上叶后段实性结节，约 18.1 mm×16.5 mm。结节有空泡征、毛刺征、血管集束征、支气管截断征。
术后病理报告：	右上叶结节为浸润性腺癌。淋巴结未见转移。
肿瘤标记物：	CEA、ASE 升高。

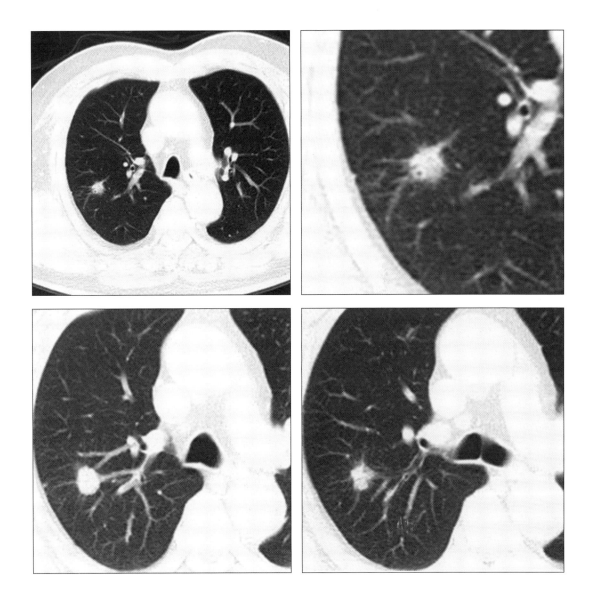

下图为纵隔窗。

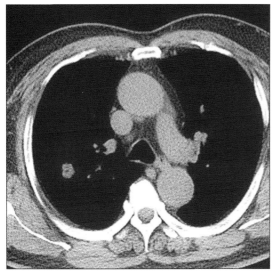
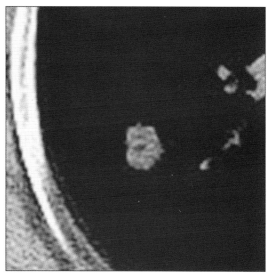

病例41（黄某某，女，68岁）

胸部CT：	右肺中叶实性结节，约19.3 mm×15.3 mm。结节有分叶征、毛刺征、血管集束征、胸膜牵拉征。平扫时密度为28 HU。
术后病理报告：	右中叶结节为浸润性腺癌。淋巴结未见转移。
肿瘤标记物：	阴性。

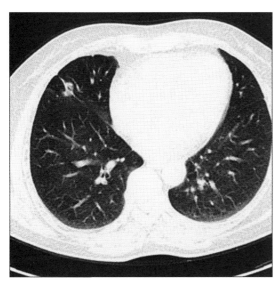
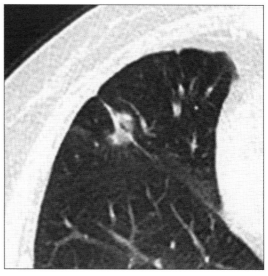

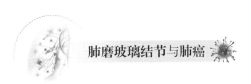

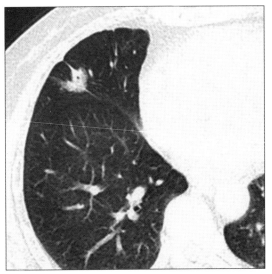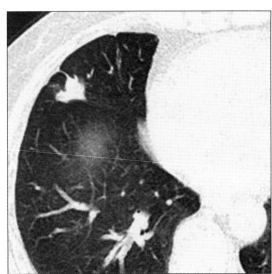

下图为纵隔窗。

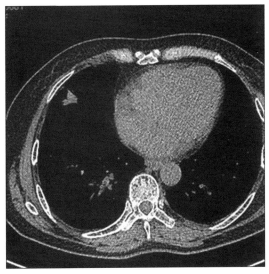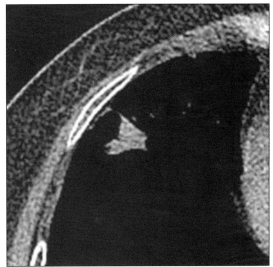

病例 42（金某某，女，51 岁）

胸部 CT：	左肺上叶实性成分为主磨玻璃结节，约 14 mm×11 mm。结节有分叶征、毛刺征、胸膜牵拉征。纵隔窗部分显影。
术后病理报告：	左上叶结节为浸润性腺癌。淋巴结未见转移。
肿瘤标记物：	CEA、NSE 升高。

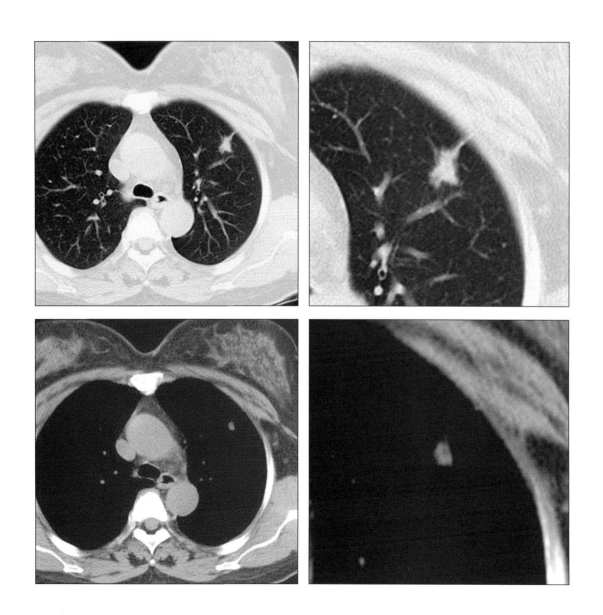

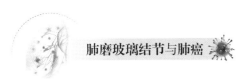
病例 43（芦某某，男，58 岁）

胸部 CT：	右肺下叶后基底纯磨玻璃结节，约 13.3 mm×12.6 mm。结节有分叶征、毛刺征、空泡征、血管集束征、胸膜牵拉征。平扫时密度为 −473 HU，增强动脉期 −395 HU。
术后病理报告：	右下叶结节为浸润性腺癌。淋巴结未见转移。
肿瘤标记物：	CEA、SCC、CA724 升高。

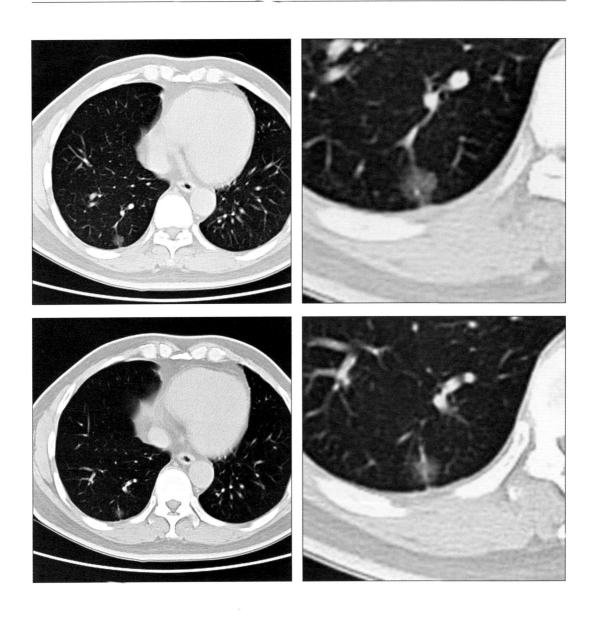

病例44（胡某某，男，55岁）

胸部CT：	左肺上叶下舌段实性结节，约17 mm。结节有毛刺征、胸膜牵拉征、血管集束征。纵隔窗显影。
术后病理报告：	左上叶结节为浸润性腺癌。淋巴结未见转移。
肿瘤标记物：	阴性。

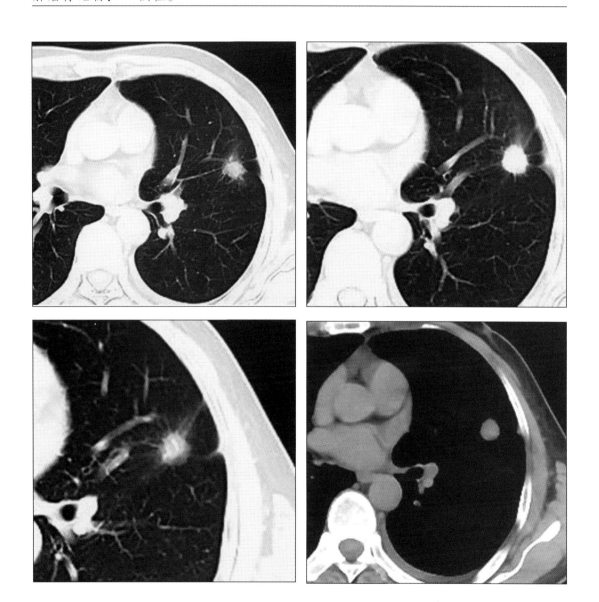

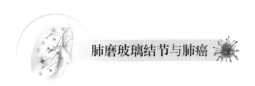

病例 45（沈某某，女，52 岁）

胸部 CT：	左肺上叶舌实性结节，约 28 mm。结节有分叶征、毛刺征、血管集束征、胸膜牵拉征、兔耳征，远端阻塞性肺炎。
术后病理报告：	左上叶结节为浸润性腺癌。淋巴结未见转移。
肿瘤标记物：	阴性。

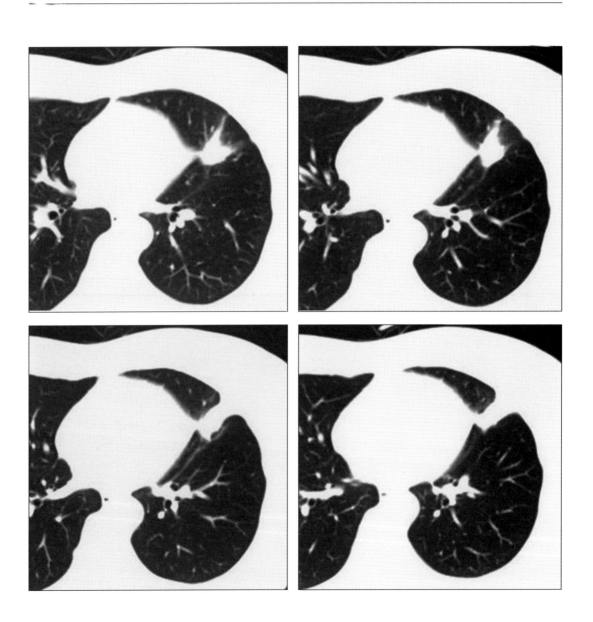

病例46（卢某某，男，63岁）

胸部CT：	左肺上叶实性结节，约18.7 mm×12.9 mm。结节有分叶征、毛刺征、血管集束征、空泡征。
术后病理报告：	左上叶结节为浸润性腺癌。淋巴结未见转移。
肿瘤标记物：	阴性。

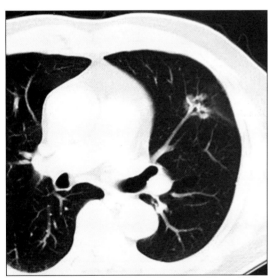
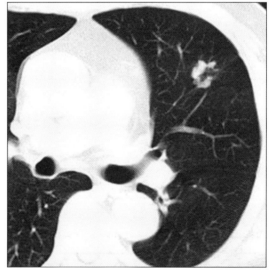
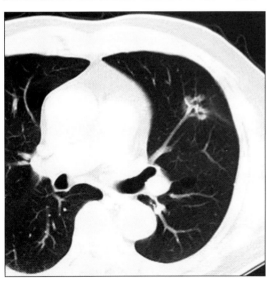
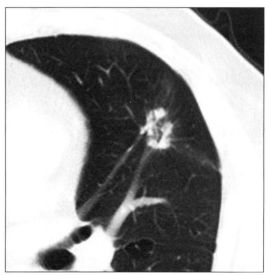

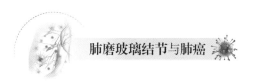

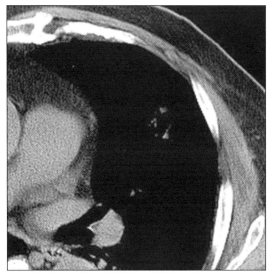
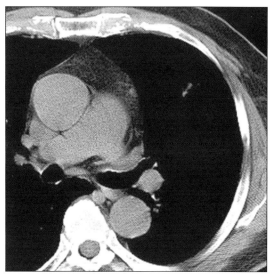

病例 47（陈某某，男，60 岁）

胸部 CT：	左肺下叶前段实性结节，约 30 mm。结节有分叶征、血管集束征。
术后病理报告：	左下叶结节为浸润性腺癌。第 5、6、11、12 组淋巴结转移。
肿瘤标记物：	阴性。

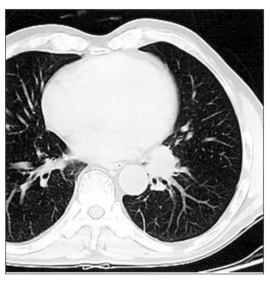
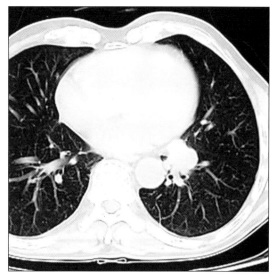

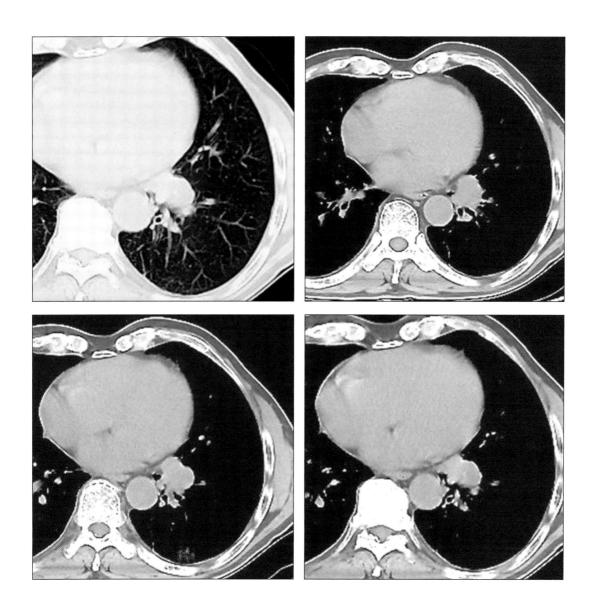

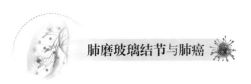

病例 48（倪某某，男，62 岁）

胸部 CT：	右肺上叶实性结节，约 19 mm×14 mm。结节有分叶征、毛刺征、胸膜牵拉征、血管集束征。平扫时密度为 32 HU，增强后为 52 HU。
术后病理报告：	右上叶结节为浸润性腺癌。第 2、4 组淋巴结转移。
肿瘤标记物：	阴性。

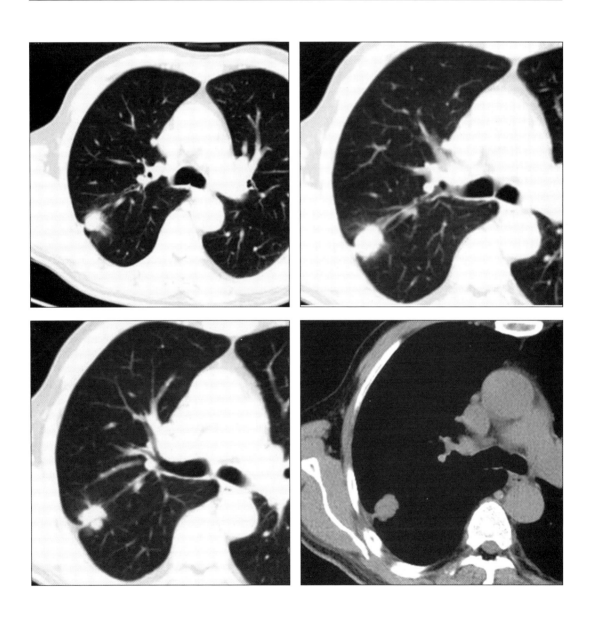

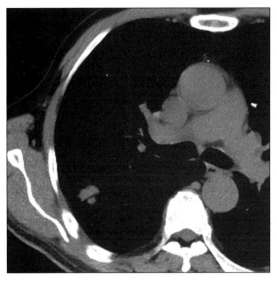
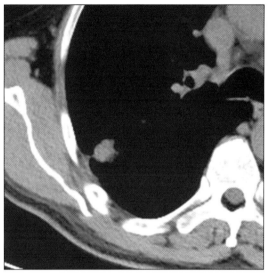

病例 49（袁某某，女，50 岁）

PET-CT：	右肺下叶实性结节，约 20 mm×15 mm。结节有分叶征、毛刺征、血管集束征、胸膜牵拉征。PET-CT 示：肿瘤代谢增强，SUVmax：4.1。
术后病理报告：	右下叶结节为浸润性腺癌。第 2、4、7、12 组淋巴结转移。
肿瘤标记物：	阴性。

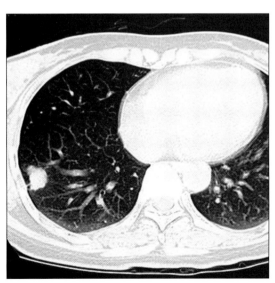
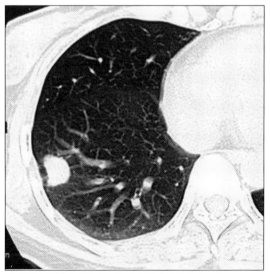

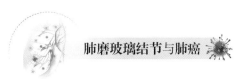

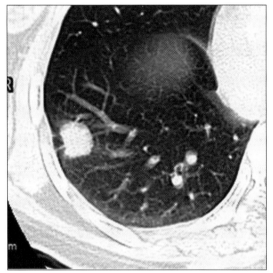
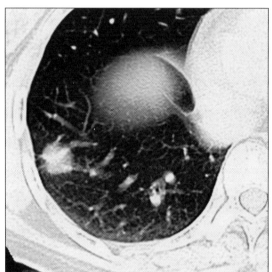

下图为纵隔窗。

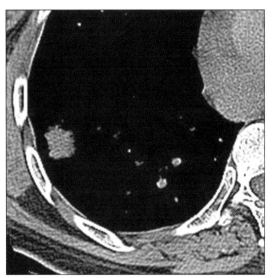
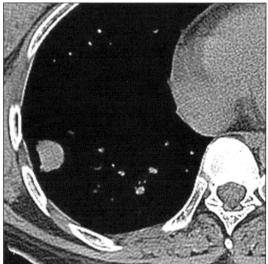

病例 50（陈某某，男，70 岁）

胸部 CT：	右肺上叶后段实性结节，约 30 mm×25 mm。结节有分叶征、空泡征、毛刺征、血管集束征、胸膜牵拉征。
术后病理报告：	右上叶结节为浸润性腺癌。第 2、4、10 组淋巴结转移。
肿瘤标记物：	阴性。

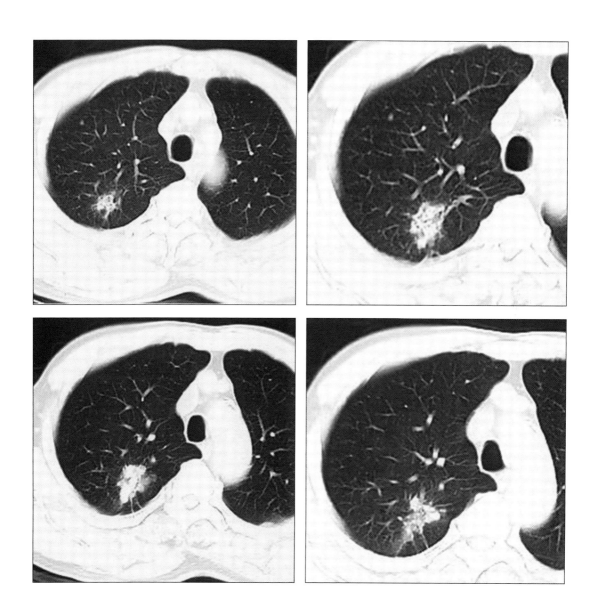

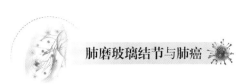

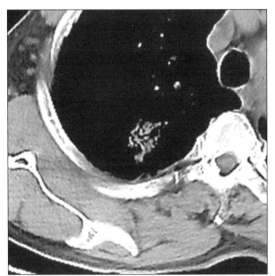

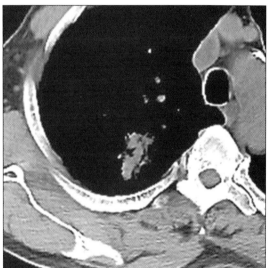

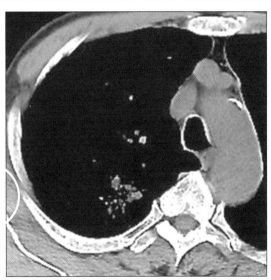

病例51（宦某某，男，59岁）

胸部 CT：	右肺上叶实性结节，约 12 mm×10 mm。结节有分叶征、毛刺征、血管集束征。平扫时密度为 32 HU，增强后为 52 HU。
术后病理报告：	右上叶结节为浸润性腺癌。第 11 组淋巴结转移。
肿瘤标记物：	阴性。

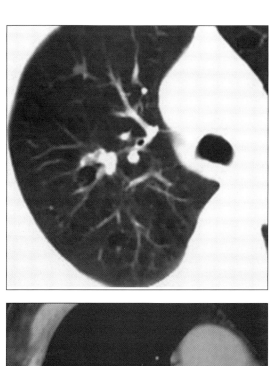
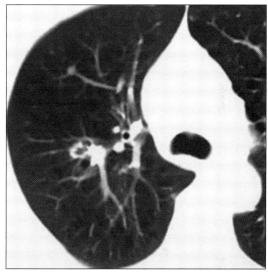
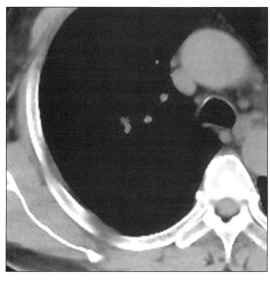
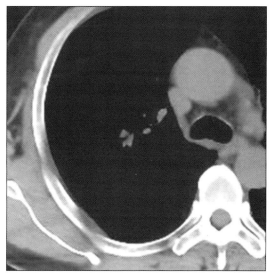

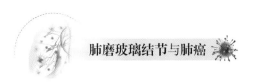

病例 52（赵某某，男，64 岁）

胸部 CT：	左肺上叶尖后段实性结节，约 10 mm×14 mm。结节有分叶征、毛刺征、胸膜牵拉征、血管集束征。PET-CT 示：SUVmax：4.5。左侧肺门两枚淋巴结代谢增高，大小约 1 cm，SUV：6.6–10.7。
术后病理报告：	右上叶结节为浸润性腺癌。第 2、4 组淋巴结转移。
肿瘤标记物：	阴性。

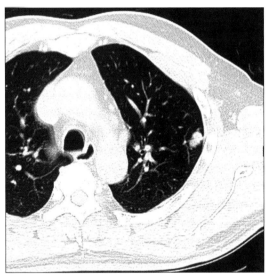
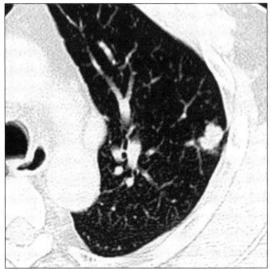
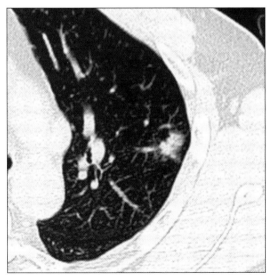
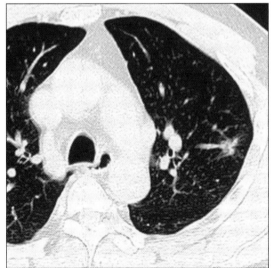

下图为纵隔窗。

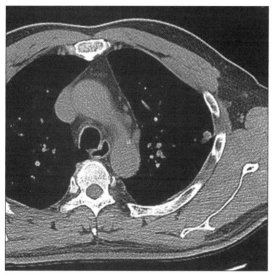
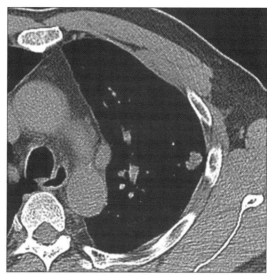

下图为 PET-CT 纵隔淋巴结。

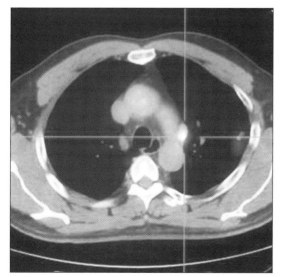
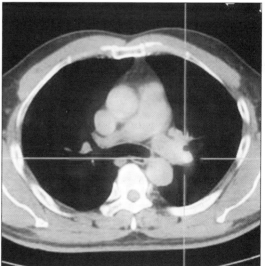

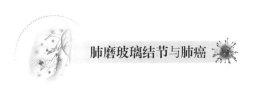

病例 53（薛某某，男，62 岁）

胸部 CT：	左肺上叶尖后段实性结节，约 25 mm×21 mm。结节有分叶征、毛刺征、血管集束征、空泡征、支气管截断征。平扫时密度为 17.3 HU，增强后为 47.4 HU。
术后病理报告：	左上叶结节为浸润性腺癌。无淋巴结转移。
肿瘤标记物：	NSE 升高。

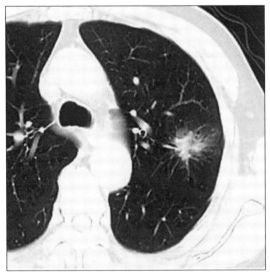

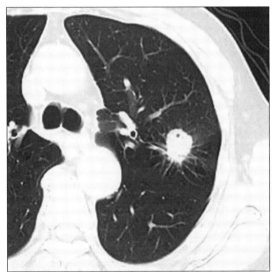

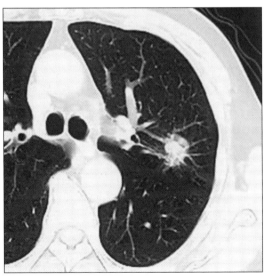

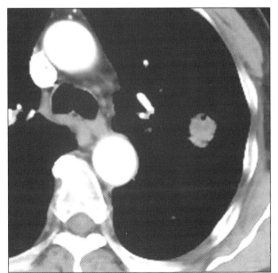

病例 54（程某某，男，68 岁）

胸部 CT：	右肺上叶实性结节，约 23 mm×15 mm。结节有分叶征、毛刺征、胸膜牵拉征、血管集束征。平扫时密度为 17 HU，增强后为 34 HU。
术后病理报告：	右上叶结节为浸润性腺癌。第 12 组淋巴结转移。
肿瘤标记物：	CA125、CEA 升高。

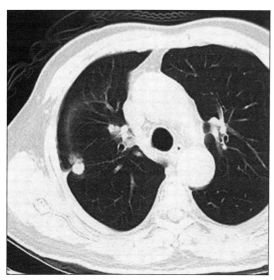
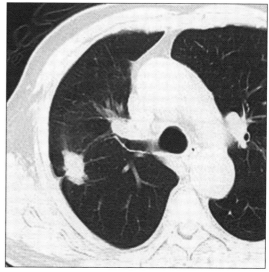
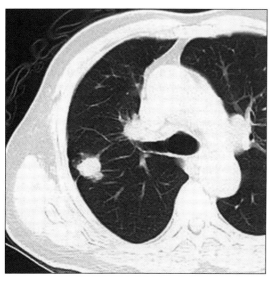
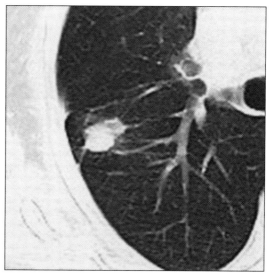

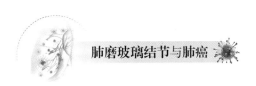
下图为纵隔窗。

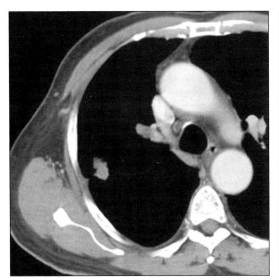

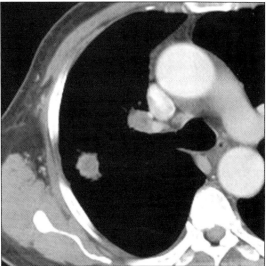

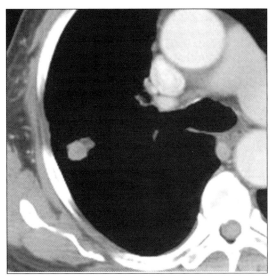

病例 55（赵某，男，45 岁）

胸部 CT：	右肺上叶实性结节，约 19 mm×14 mm。结节有分叶征、毛刺征、胸膜牵拉征、血管集束征、兔耳征。
术后病理报告：	右上叶结节为浸润性腺癌。第 4、7 组淋巴结转移。
肿瘤标记物：	CEA、CA199 升高。

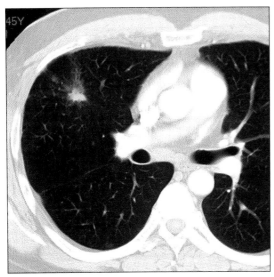
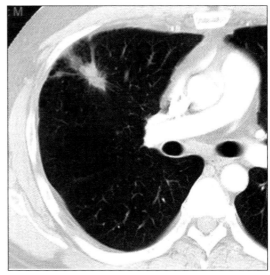
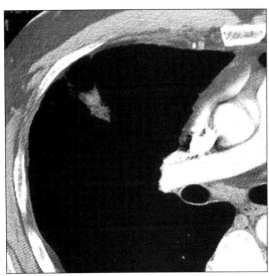
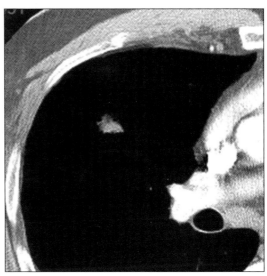

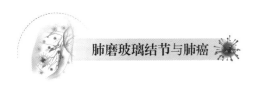

以下为复查见肺结节逐渐增大后手术病例。

病例 56（项某某，男，53 岁）

胸部 CT（2015 年 5 月 21 日）：左肺下叶纯磨玻璃结节，约 8.5 mm×6 mm。结节有
分叶征、胸膜牵拉征、血管集束征。

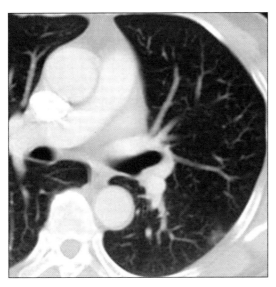
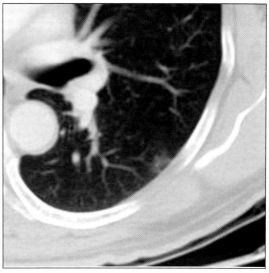

胸部 CT（2017 年 1 月 13 日）：左肺下叶混合磨玻璃结节，约 9 mm×8 mm。结节
有分叶征、胸膜牵拉征、血管集束征。

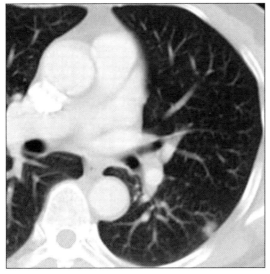
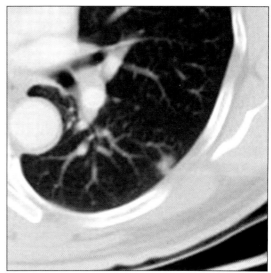

胸部 CT（2017 年 6 月 2 日）： 左肺下叶混合磨玻璃结节，约 9 mm×10 mm。结节有分叶征、胸膜牵拉征、血管集束征。

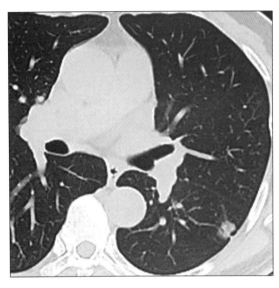
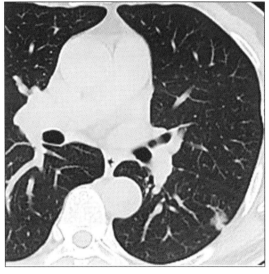

胸部 CT（2017 年 9 月 14 日）： 左肺下叶混合磨玻璃结节，约 9 mm×12 mm。结节有分叶征、胸膜牵拉征、血管集束征。

| 术后病理报告： | 左下叶结节为浸润性腺癌。无淋巴结转移。 |
| 肿瘤标记物： | 阴性。 |

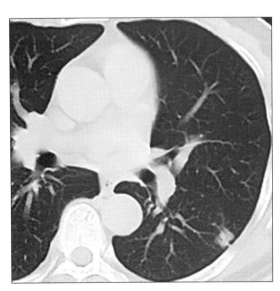
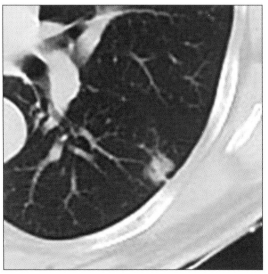

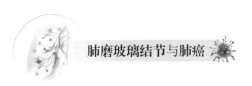
病例57（吴某，女，46岁）

胸部 CT（2014 年 11 月 4 日）：右肺上叶纯磨玻璃结节，约 6 mm×8 mm 范围。结节有分叶征、血管集束征。

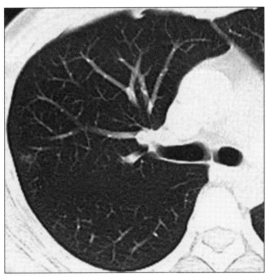
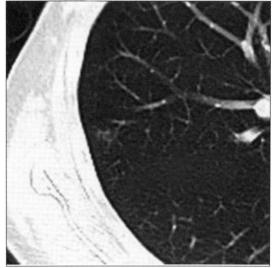

胸部 CT（2014 年 12 月 15 日）：右肺上叶纯磨玻璃结节，约 8.5 mm×7 mm。结节有分叶征、血管集束征。结节密度较前明显增高。

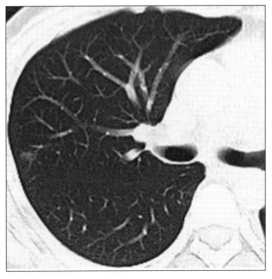
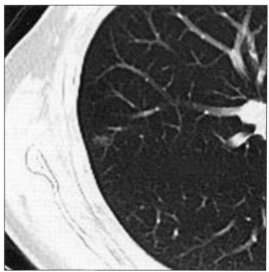

胸部 CT（2014 年 12 月 28 日）：右肺上叶混合磨玻璃结节，约 9 mm×9 mm。结节有分叶征、血管集束征。结节密度较前增高。

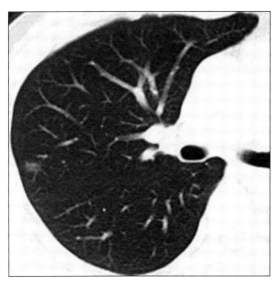
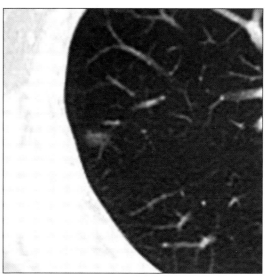

胸部 CT（2017 年 9 月 11 日）：右肺上叶混合磨玻璃结节，约 10 mm×10 mm。结节有分叶征、血管集束征。结节密度较前明显增高。

术后病理报告：右上叶结节为浸润性腺癌。无淋巴结转移。

肿瘤标记物：阴性。

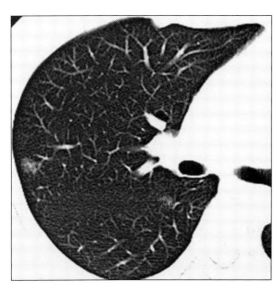
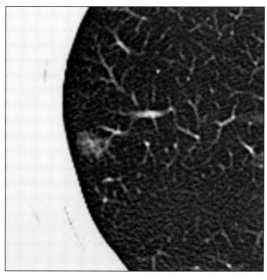

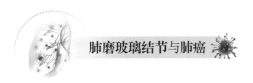
病例 58（沈某某，女，52 岁）

胸部 CT（2013 年 10 月 20 日）：左肺上叶舌段不规则磨玻璃影。

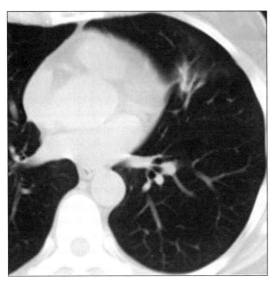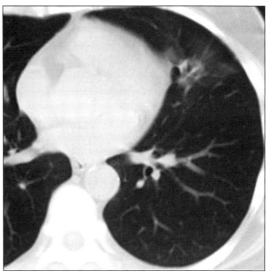

胸部 CT（2017 年 10 月 11 日）：	左肺上叶舌段不规则磨玻璃影，明显增大，密度明显增高。结节有分叶征、血管集束征、兔耳征、胸膜牵拉征，远端有肺不张。
术后病理报告：	左舌段结节为浸润性腺癌。无淋巴结转移。
肿瘤标记物：	阴性。

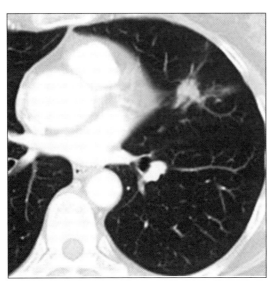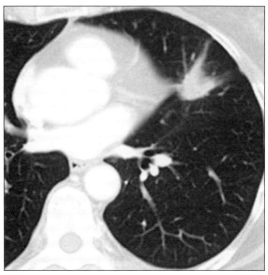

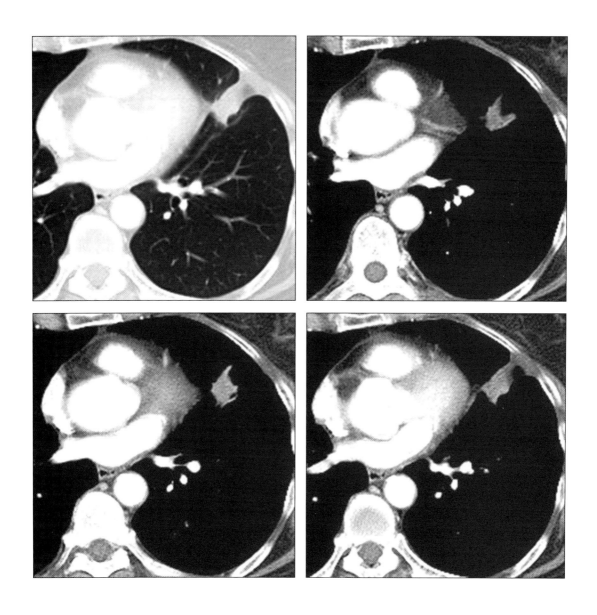

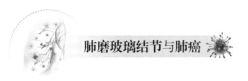
病例 59（包某某，男，45 岁）

胸部 CT（2011 年 12 月 30 日）：左肺上叶纯磨玻璃结节，大小约 8 mm×8 mm。结节有分叶征、血管集束征。

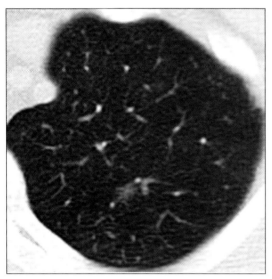 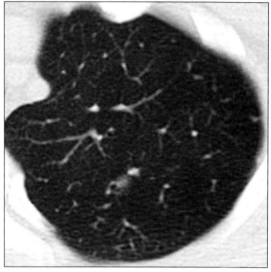

胸部 CT（2015 年 7 月 30 日）：左肺上叶混合磨玻璃结节，大小约 12 mm×10 mm。结节有分叶征、血管集束征、支气管充气征，结节较前明显增大，密度增高。

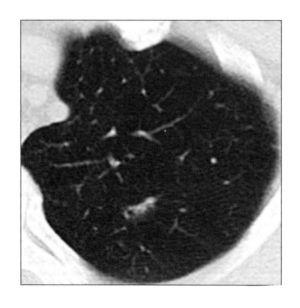

胸部 CT（2016 年 6 月 29 日）： 左肺上叶混合磨玻璃结节，大小约 10 mm×12 mm。结节有分叶征、血管集束征、支气管充气征，结节较前密度增高。

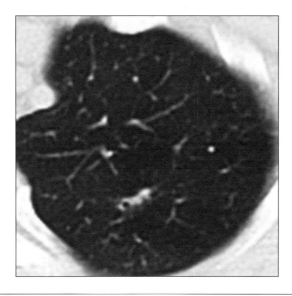

胸部 CT（2017 年 7 月 11 日）： 左肺上叶混合磨玻璃结节，大小约 14 mm×16 mm。结节有分叶征、血管集束征、支气管充气征，结节较前增大，密度增高。

术后病理报告： 左肺上叶结节为浸润性腺癌。淋巴结未见转移。

肿瘤标记物： 阴性。

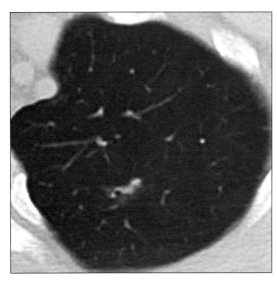 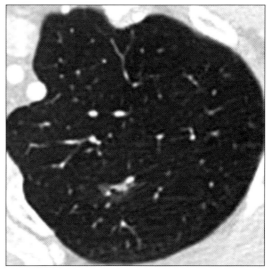

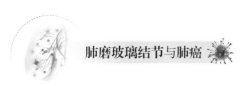

第六节
黏液腺癌

病例 1（过某某，女）

胸部 CT：	左肺下叶背段结节，直径 11 mm。有分叶征、空泡征、血管集束征。肺窗表现为偏磨玻璃样结节，纵隔窗亦显影。
术后病理报告：	左肺下叶结节为黏液腺癌。淋巴结未见转移。
肿瘤标记物：	阴性。

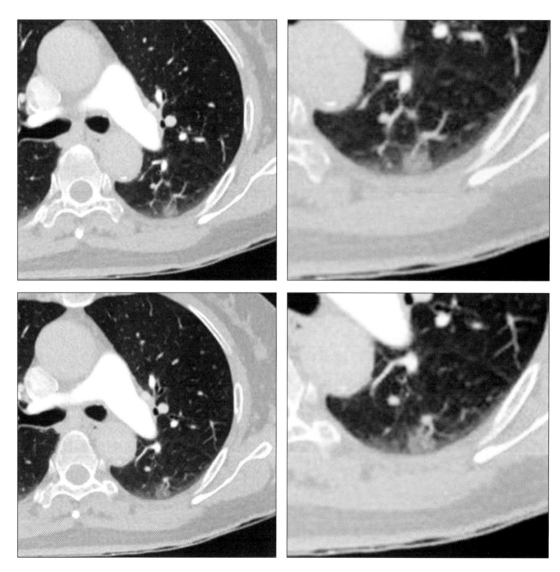

下图为纵隔窗。

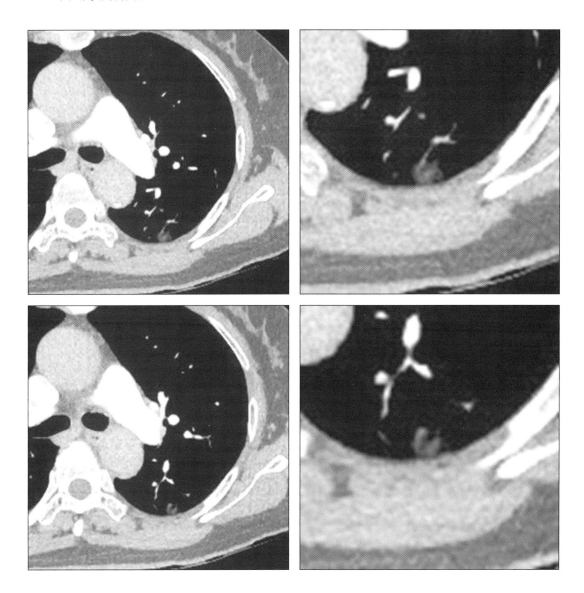

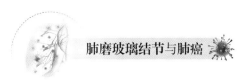
病例 2（钱某某，女，75 岁）

胸部 CT：	右肺下叶后基底段结节，直径 29 mm×12 mm。有分叶征、空泡征、血管集束征。肺窗表现为实性结节，纵隔窗亦显影。
术后病理报告：	右肺下叶结节为浸润性黏液腺癌。淋巴结未见转移。
肿瘤标记物：	阴性。

备注：发现右肺下叶结节 7 年。

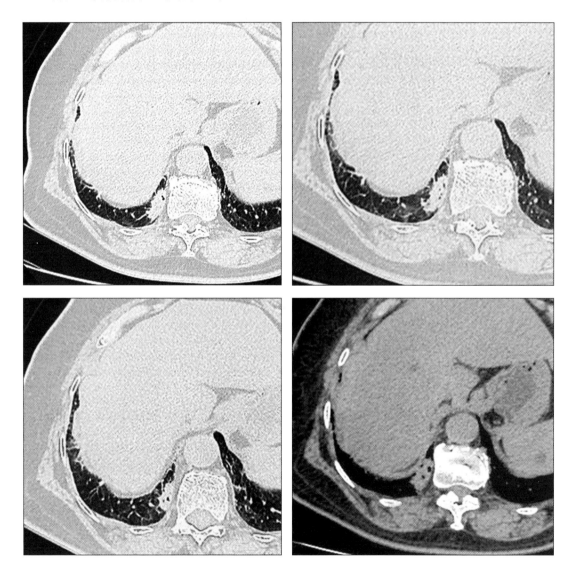

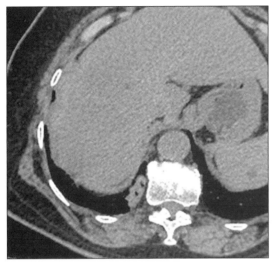
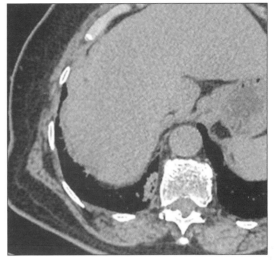

病例 3（徐某某，女，65 岁）

胸部 CT：	右肺下叶实性结节，直径 7.5 mm×5.5 mm，肺窗表现为实性结节，纵隔窗亦显影。右肺上叶为磨玻璃结节，约 10 mm×8 mm。
术后病理报告：	右肺下叶结节为黏液腺癌。淋巴结未见转移。
肿瘤标记物：	阴性。

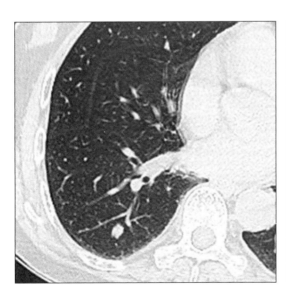
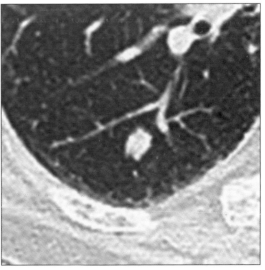

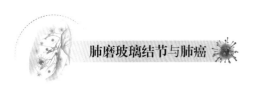

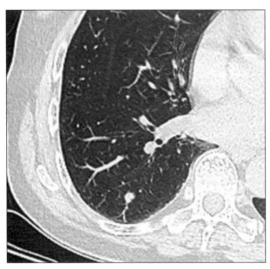

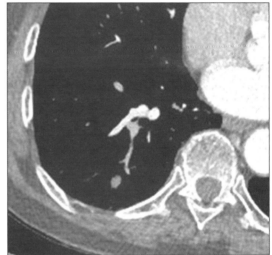

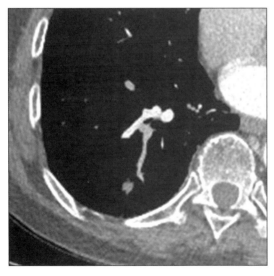

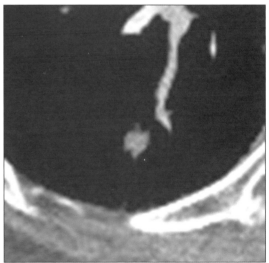

第七节
肺支气管、血管三维重建及肺段、肺亚段切除

病例 1（张某某，男，60 岁）

胸部 CT：	左肺上叶尖后段见磨玻璃密度影，大小约 13 mm×8 mm。结节有分叶征、空泡征、血管集束征。
手术方式：	左肺上叶尖后段 a+b 亚段切除术。
术后病理报告：	"左肺上叶尖后段 a+b 亚段"原位腺癌，伴微小浸润，浸润范围约 1 mm，脏层胸膜未见侵犯，未见脉管内癌栓及神经侵犯。

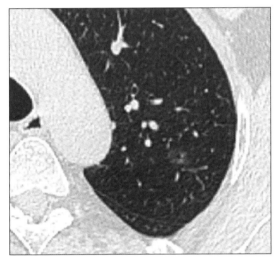 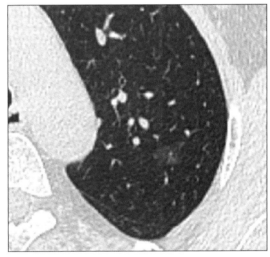

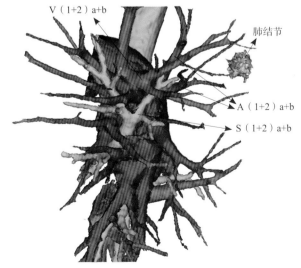

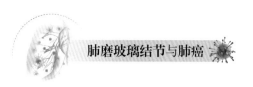

病例2（张某某，女，75岁）

胸部CT：	右肺上叶，约9.5 mm×12 mm。结节有分叶征、空泡征、血管集束征。
手术方式：	右上肺叶前段b亚段切除术。
术后病理报告：	"右肺上叶前段b亚段"腺癌，大小为5.5 mm，周围为原位腺癌，另见1灶非典型腺瘤样增生（约1 mm），未侵犯脏层胸膜，未见脉管内癌栓及神经侵犯。

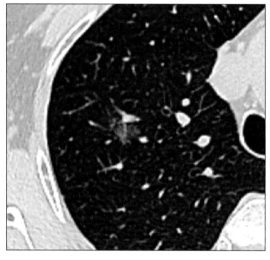

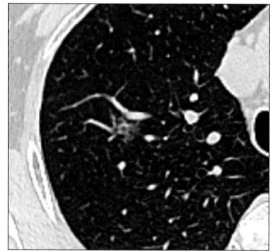

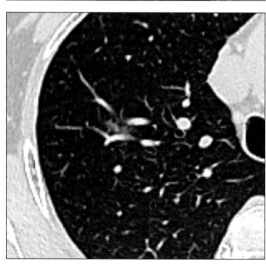

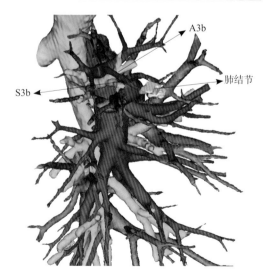

病例3（戴某某，女，45岁）

胸部 CT：	左肺上叶前段见混合磨玻璃结节影，大小约 7 mm×6 mm。结节有分叶征、血管集束征。
手术方式：	左上肺叶 S3a 亚段切除术。
术后病理报告：	"左上肺 S3a 亚段肺结节"不典型腺瘤样增生，直径 5.0 mm，缝钉切缘未见病变累及。

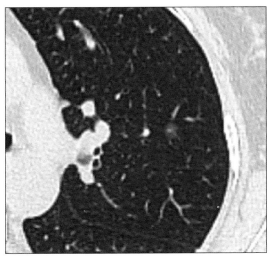
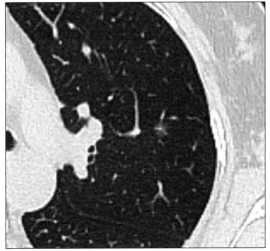

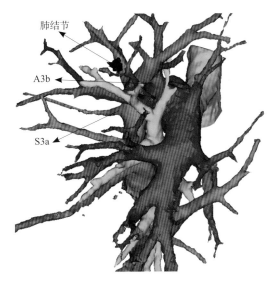

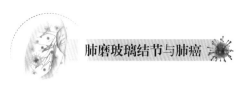

病例 4（罗某某，女，56 岁）

胸部 CT：	左肺上叶前段，大小约 11 mm×7 mm。结节有分叶征、空泡征、血管集束征。
手术方式：	左肺上叶前段切除术。
术后病理报告：	"左上肺前段结节"微浸润性腺癌，直径 4.5 mm，脏层胸膜未见侵犯，未见脉管内癌栓及神经侵犯，缝钉切缘阴性。

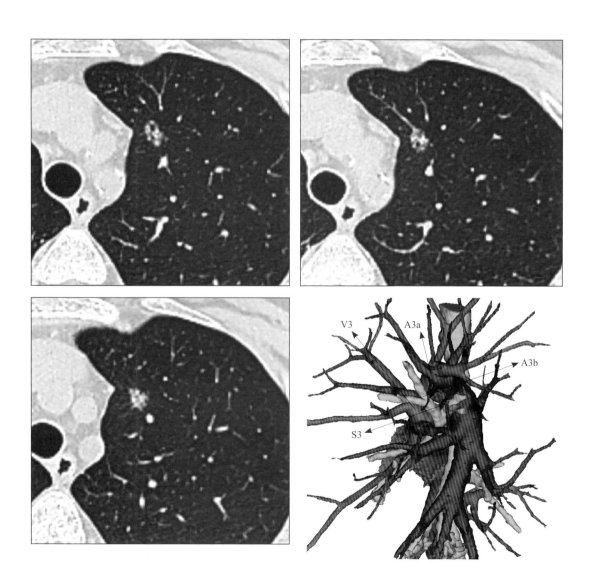

病例5（夏某某，女，51岁）

胸部CT：	右肺下叶前基底段可见一长径约 8 mm 的磨玻璃密度影。结节有分叶征、空泡征、血管集束征。
手术方式：	右下肺前基底段切除术。
术后病理报告：	"右下肺第 8 段"微浸润性腺癌（微浸润成分为腺泡型结构），脏层胸膜未见侵犯，缝钉切缘阴性；肺表面见淋巴结 1 枚，未见癌转移。

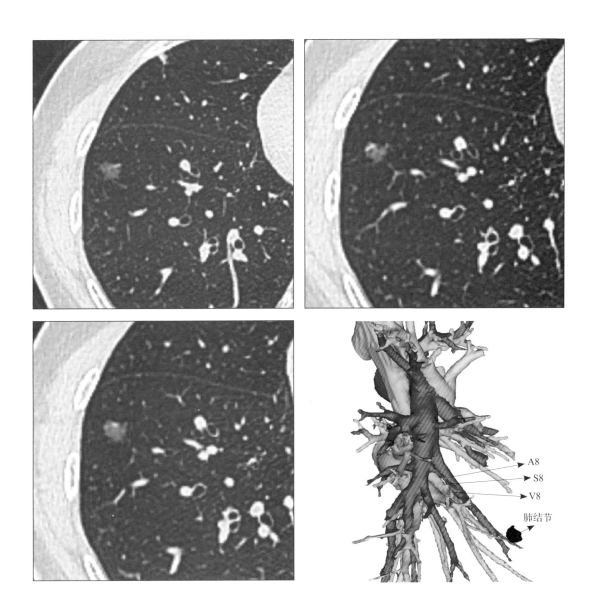

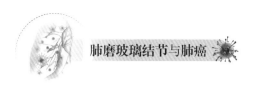
病例6（钱某某，女，50岁）

胸部 CT：	左肺下叶外后基底段磨玻璃结节影，约 7 mm×12 mm，邻近胸膜局限增厚。结节有分叶征、空泡征、血管集束征。
手术方式：	左肺下叶外后段切除术。
术后病理报告：	"左下肺外后段结节"浸润性腺癌，腺泡为主型，含极少量乳头型（成分约 < 3%），脏层胸膜未见侵犯，缝钉切缘阴性。

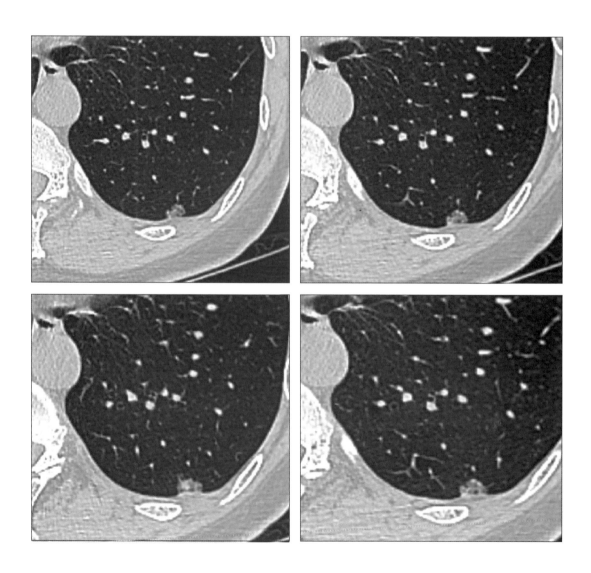

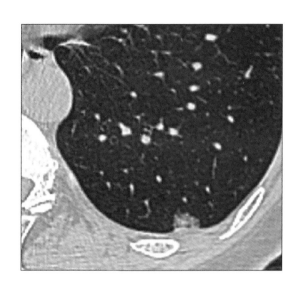
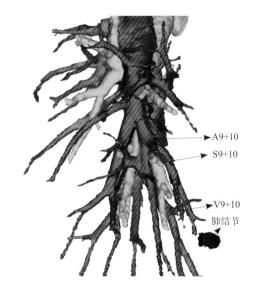

A9+10
S9+10
V9+10
肺结节

病例7（姚某某，女，62岁）

胸部CT：	右肺上叶见磨玻璃结节，大小约7.5 mm×5.8 mm，其内见小血管穿行影。结节有分叶征、毛刺征、血管集束征。
手术方式：	右上肺尖段切除术。
术后病理报告：	"右上肺尖段结节"浸润性腺癌，腺泡型，浸润成分直径约0.55 cm，周围为原位腺癌，未侵犯脏层胸膜，缝钉切缘阴性。

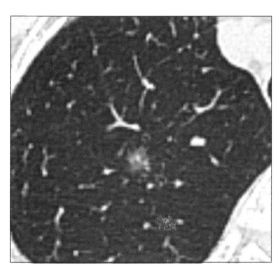
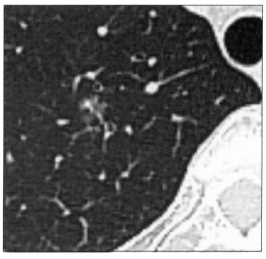

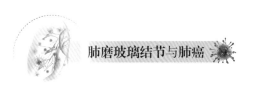

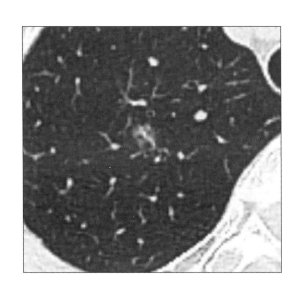

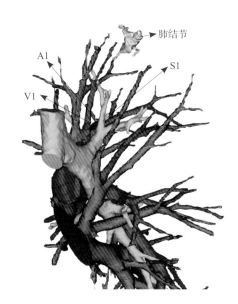

病例 8（平某某，女，45 岁）

胸部 CT：	右肺下叶前内基底段可见一长径约 1 cm 的混杂密度影，边界尚清，邻近胸膜牵拉。结节有分叶征、毛刺征、血管集束征。
手术方式：	右下肺前基底段切除术。
术后病理报告：	"右下肺第 8 段"浸润性腺癌，腺泡型，浸润范围约 0.55 cm；脏层胸膜未见癌累及，缝钉切缘阴性。

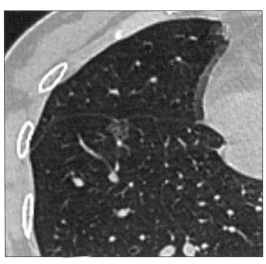

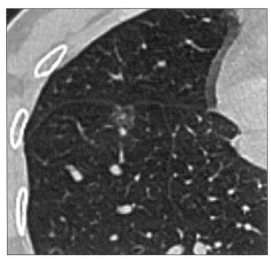

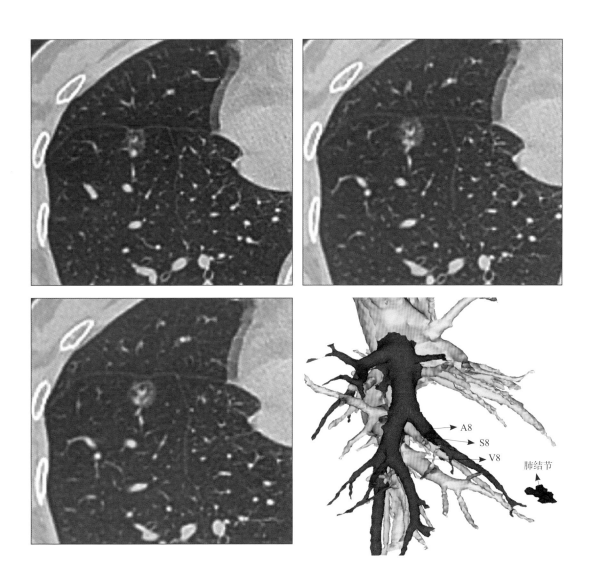

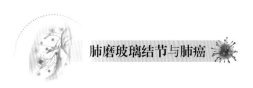

病例 9（张某某，男，65 岁）

胸部 CT：	右肺下叶可见磨玻璃样小结节影，境界清，直径约 12 mm。结节有空泡征、血管集束征。
手术方式：	右下肺前基底段切除术。
术后病理报告：	"右肺下叶前基底段结节"原位腺癌，局部伴有微小浸润。缝钉切缘未见癌累及。

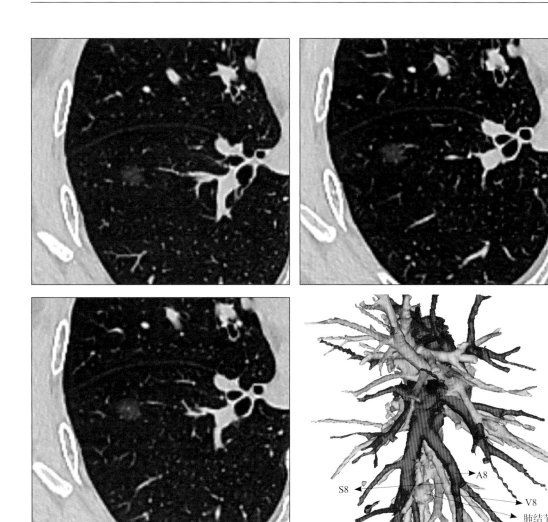

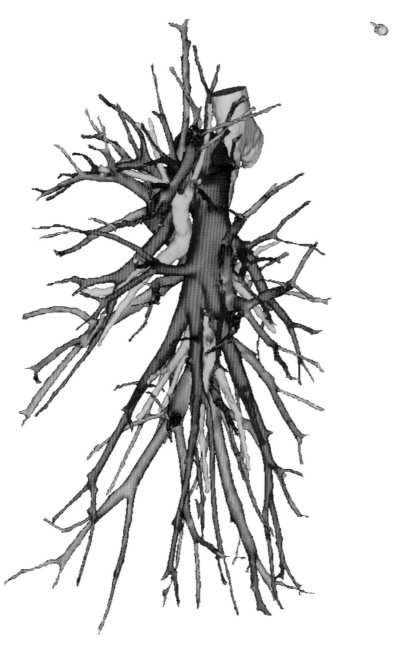

左肺支气管（绿色）、动脉（红色）、静脉（蓝色）三维成像图示

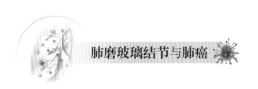
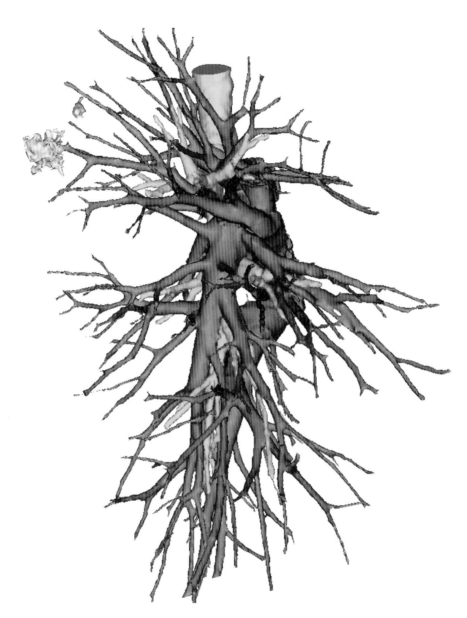

右肺支气管（绿色）、动脉（红色）、静脉（蓝色）三维成像图示

第三章　Chapter 3
其他恶性肺结节的影像学表现

第一节
肺鳞癌病例

肺鳞癌在 20 多年前是最常见的肺部恶性肿瘤，近年发病率显著降低。80% 左右的肺鳞癌发生在男性身上，与吸烟有密切关系。组织学诊断根据为角化和细胞间桥。细胞边界清楚，分化较差的肺鳞癌有时可能被划为未分化癌。电镜特征有桥粒和分支的张力细丝。

肺鳞癌常见多中心起源，易沿淋巴道转移，也可见血管扩散。肺鳞癌大多数位于肺门区，以肺段支气管最多，其次为肺叶支气管。起自亚段或更远端支气管的鳞癌，常形成结节性肿块，有广泛坏死的倾向，较大的癌块更易发生中央坏死、空洞形成。位于肺周边部者，可有中心纤维化灶合并炭末沉着症和胸膜凹陷。约半数病例可有支气管阻塞征，如阻塞性肺炎、肺萎陷。

肺鳞癌相对远处转移少，手术完整切除原发灶，以及行规范的肺门及纵隔淋巴结清扫后，远期效果相对较好。故对于肺鳞癌应积极创造手术条件，争取完整切除肿瘤及转移淋巴结，以提高远期生存率。

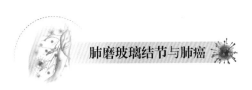
病例 1（曹某某，男，65 岁）

胸部 CT：	右肺上叶实性结节，约 25 mm。结节有分叶征、毛刺征、支气管截断征、血管集束征。
术后病理报告：	右上叶结节为肺鳞癌。

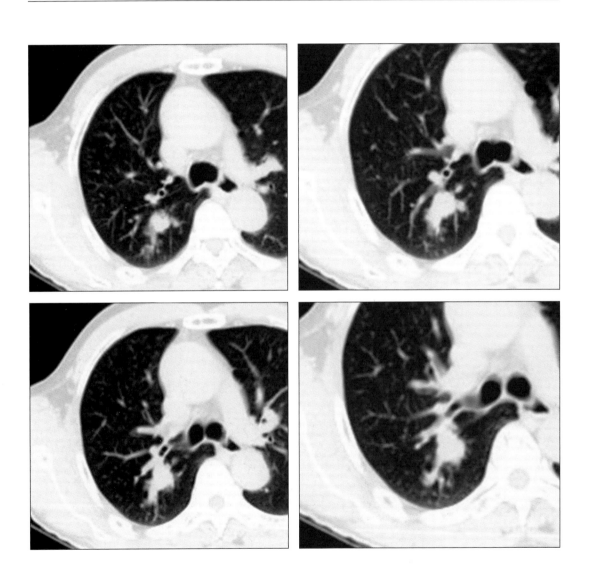

下图为纵隔窗。

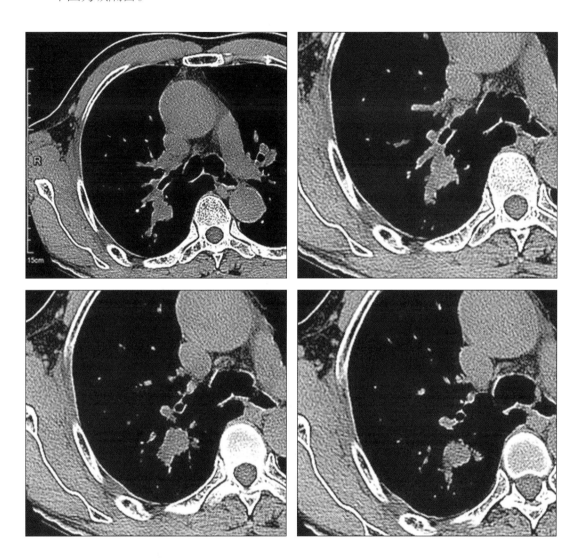

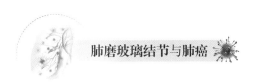

病例 2（姜某某，男，62 岁）

胸部 CT：	左肺下叶外基底段肿块，约 30 mm。结节有分叶征、毛刺征。左肺门区肿大淋巴结。平扫时密度为 27.7 HU，增强后为 81.4 HU。
术后病理报告：	左肺下叶肿块为肺鳞癌。

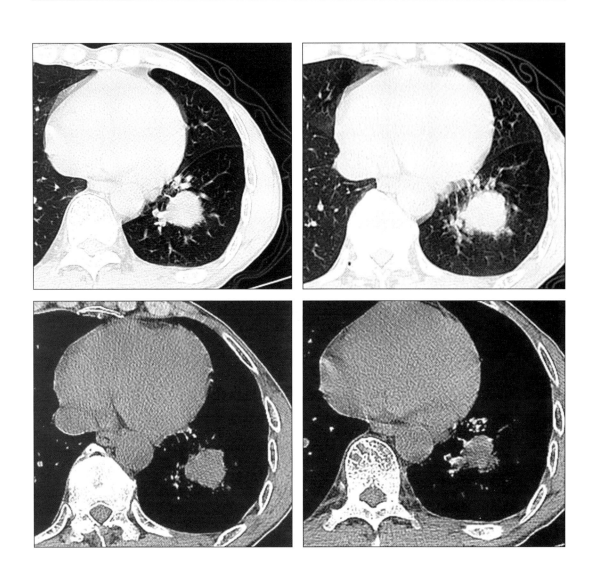

病例 3（苏某某，女，53 岁）

胸部 CT：	右肺上叶后段实性结节，约 20 mm×18 mm。结节有分叶征、毛刺征、血管集束征。平扫时密度为 13 HU。
术后病理报告：	右肺上叶结节为肺鳞癌。

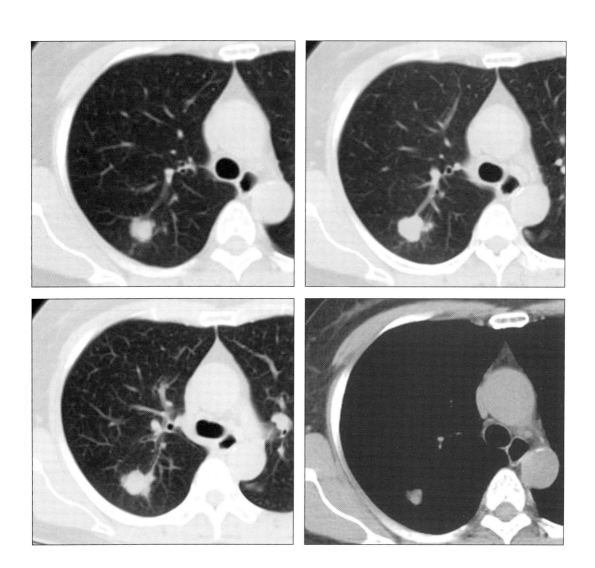

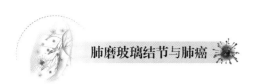

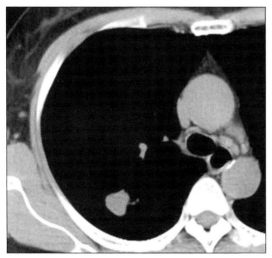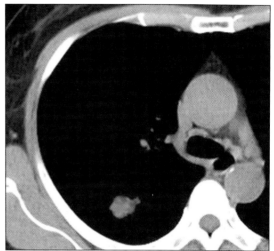

病例 4（许某某，男，53 岁）

胸部 CT：	右肺上叶后段实性结节，约 24 mm×16 mm。结节有空泡征、毛刺征、血管集束征、胸膜牵拉征。PET-CT 示：结节代谢增高，SUVmax：4.2。
术后病理报告：	右肺上叶结节为肺鳞癌。

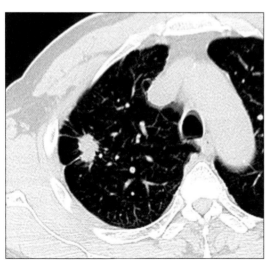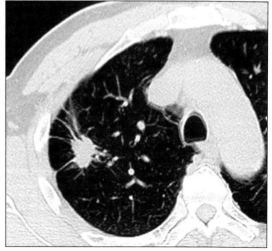

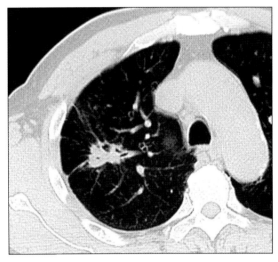 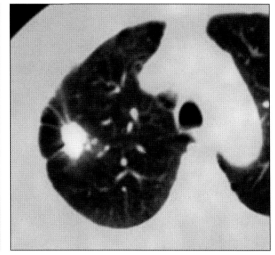

第二节
小细胞肺癌

小细胞肺癌，发病率低，患者多为中老年，80% 以上为男性，其发生与吸烟有关系。中心型多见。由非常小的未分化癌细胞组成，癌细胞为圆形或椭圆形，偶尔为梭形，呈弥漫生长。典型细胞几乎无细胞质，有丝分裂相当多见。电镜观察特点是具有神经分泌型颗粒、局限膜和致密中心，也可见到微管。有些肿瘤可见少量分支的张力细丝、微绒毛、纤毛、中间结合体和紧密结合体、桥粒和基底板。

肿瘤生长迅速，坏死是其重要特征。易早期侵犯血管，发生血道播散，也易于早期发生淋巴管扩散。可产生异位激素，如 Cushing 综合征，常有上腔静脉综合征。世界卫生组织将其分为燕麦细胞癌、中间细胞癌和混合型燕麦细胞癌三种。

小细胞肺癌为恶性程度最高的肺部肿瘤，对化疗敏感，易血行转移，预后较差。较早期的小细胞肺癌可行手术治疗为主的综合治疗，中晚期小细胞肺癌建议行化疗为主的综合治疗，经典的化疗方案为依托泊苷 + 顺铂。

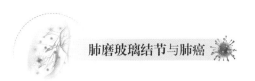

病例1（蒙某某，男，73岁）

胸部 CT：	左肺下叶背段实性结节，约 15 mm。结节有分叶征。PET-CT 示：结节代谢增高，SUVmax：19.4。左肺门数个淋巴结代谢增高，SUVmax：13.6。
术后病理报告：	左肺下叶结节为小细胞肺癌。

备注：箭头处为肺门转移淋巴结，圆圈中心处为结节所在位置。

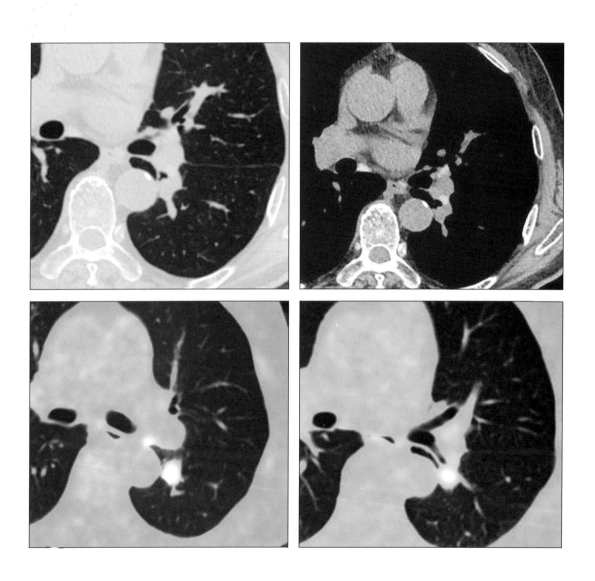

病例 2（曹某某，男，79 岁）

胸部 CT：	右肺上叶前段实性结节，约 30 mm。结节有毛刺征、分叶征、血管集束征。纵隔淋巴结肿大，肿瘤远端阻塞性肺炎表现。平扫时密度为 40 HU，增强后密度为 65 HU。
术后病理报告：	右肺上叶前段结节为小细胞肺癌。

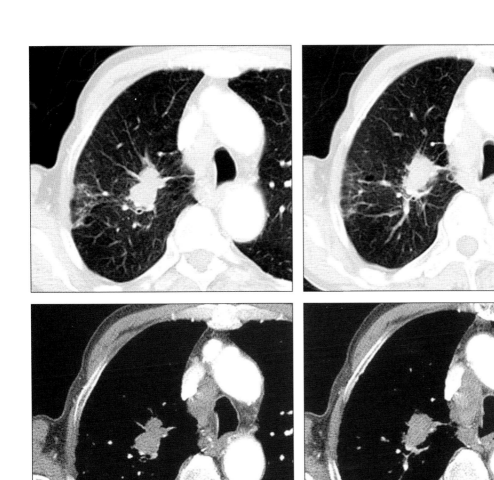

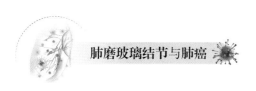

第三节
大细胞肺癌

大细胞肺癌亦可称为大细胞未分化癌，它是一种没有任何形态学特征的癌。癌细胞较大，具有多形性。既无如同鳞癌细胞的角化、角化珠及细胞间桥，也无如同腺癌细胞形成腺泡或产生黏液。临床上较为罕见，占全部收治肺癌病例的 1% 以内。大细胞肺癌常发生于亚肺段或较远支气管，多为周围型，体积较大，边界清楚，分叶，少见空洞。其恶性程度高，增殖快，可局部侵犯，易血行转移及淋巴转移，治疗效果差，预后不良。大细胞肺癌好发于男性重度吸烟者。

病例 1（张某某，男，59 岁）

胸部 CT：	右肺中叶实性结节，约 21 mm×15 mm。结节有分叶征、毛刺征、胸膜牵拉征、空泡征、血管集束征。平扫时密度为 10 ~ 22 HU。
术后病理报告：	右上叶结节为大细胞肺癌。

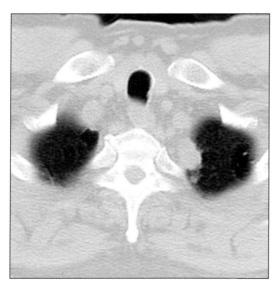 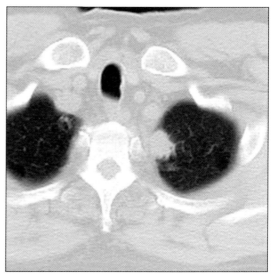

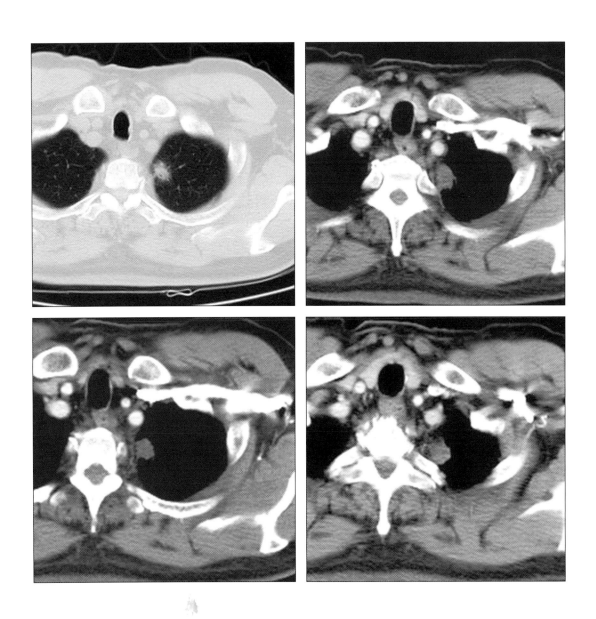

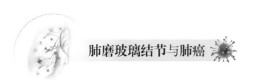

病例 2（何某，女，55 岁）

胸部 CT：	左肺上叶肺门处，约 25 mm×17 mm。纵隔淋巴结肿大。PET-CT 见肿块代谢增强。
术后病理报告：	左肺上叶肿块为大细胞肺癌。

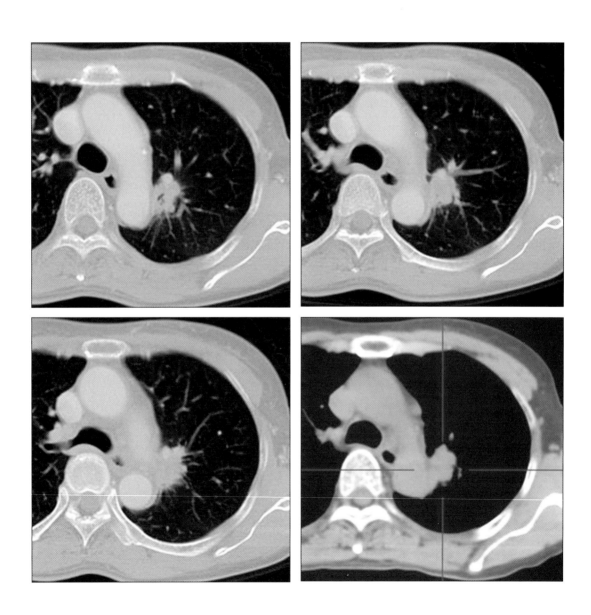

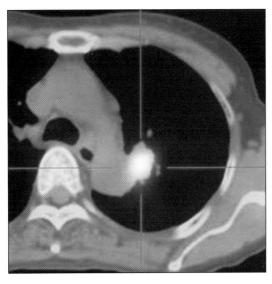
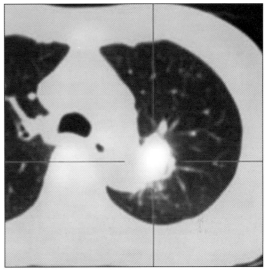

病例 3（韩某某，男，63 岁）

胸部 CT：	右肺中叶实性结节，边缘光滑，约 18 mm。结节有胸膜牵拉征、血管集束征。
术后病理报告：	左肺下叶结节为大细胞神经内分泌癌。

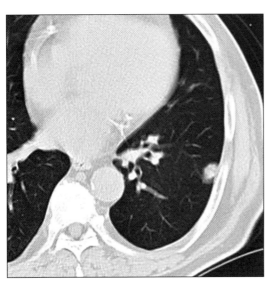
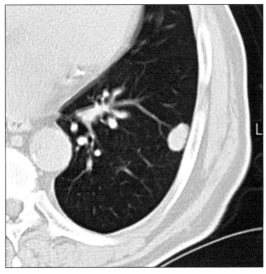

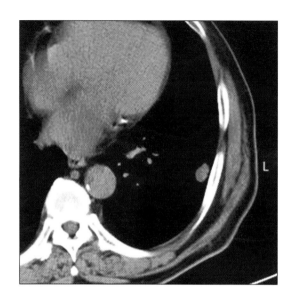

第四节
肺类癌

肺类癌是一种少见的肿瘤，占肺原发性肿瘤病例总数不足 1%，起源于弥漫的神经内分泌细胞系统，分为典型类癌（包括中央型和周围型）和非典型类癌。

典型类癌预后明显好于后者，属于低恶性。肺类癌多数病变发生于肺亚段以上支气管壁。男女发病率几乎相等，90% 见于 50 岁以下，平均发病年龄在 40 岁左右。我国肺类癌病例见于 13 ～ 70 岁。肺类癌发生于支气管上皮细胞之间的 Kulchitsky 细胞，属分化相对较好的神经内分泌肿瘤，能分泌 5- 羟色胺。

病例 1（陈某某，男，53 岁）

胸部 CT：	右肺中叶实性结节，约 16 mm×13 mm。结节平扫时密度为 34 HU，增强后为 53 HU。
术后病理报告：	右上叶结节为肺类癌。

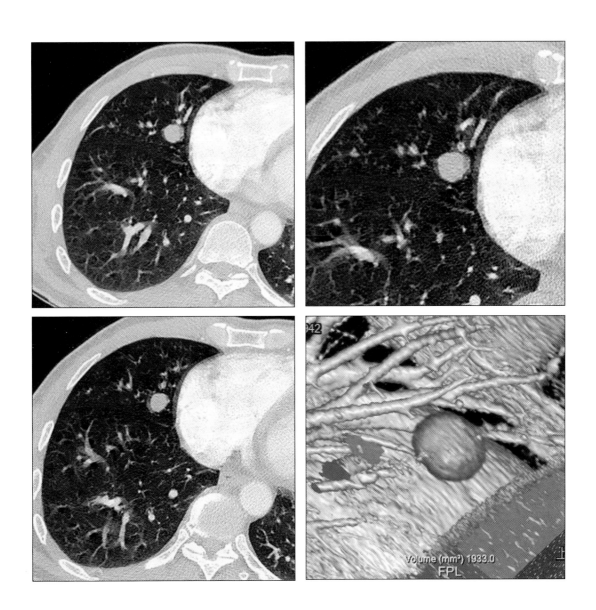

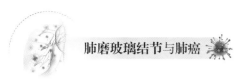

病例 2（张某某，男，49 岁）

胸部 CT：	右肺上叶门结节，约 16 mm×11 mm，增强扫描明显强化，伴右肺上叶不张，右肺上叶支气管截断（圆圈内为肺门结节及右肺上叶不张，箭头处为肿块）。
术后病理报告：	右上叶结节为肺类癌。

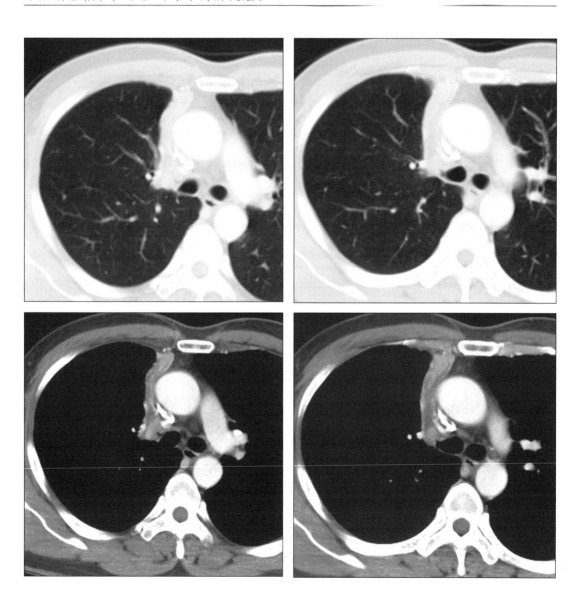

第五节
肺肉瘤

肺肉瘤样癌是一类含有肉瘤样成分的低分化非小细胞癌，是一种罕见的肺癌，占所有肺癌病例的 1% 以内，根据其类型可分为多形性癌、梭形细胞癌、巨细胞癌和癌肉瘤等。

肺肉瘤多见于吸烟的老年男性患者，其临床症状与肿瘤的部位及侵犯结构有关，其中以咳嗽、咯血为多见。还可出现胸疼、胸闷、气短、呼吸困难、发热、体重下降、消瘦等。

影像学检查对该病的诊断价值不大。影像学改变可见肿瘤周围不规则的厚片状和环形强化，中央区域强化不明显，而肺癌常表现为斑点状的强化，这是两者的区别。目前以手术、放疗、化疗的综合治疗手段为主。

病例 1（陈某某，男，41 岁）

胸部 CT：	左肺上叶实性结节，约 28 mm×20 mm。结节边缘见浅分叶。
术后病理报告：	左上叶结节为肺肉瘤。

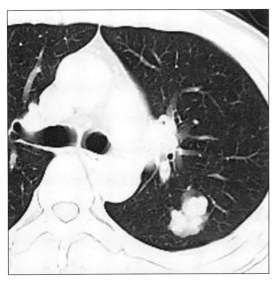
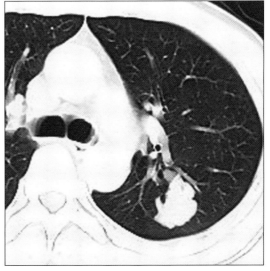

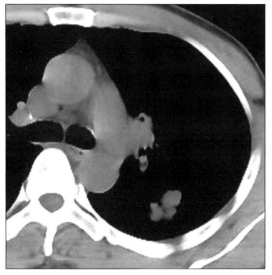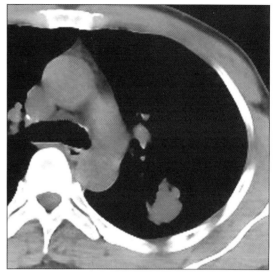

病例 2（贾某，女，47 岁）

胸部 CT：	两肺多发实性结节，较大者位于左肺下叶，约 14 mm×16 mm。PET-CT 放射性摄取未见明显增高。
病理报告：	左下叶结节为肺肉瘤。

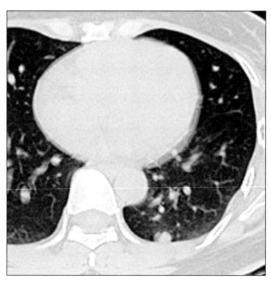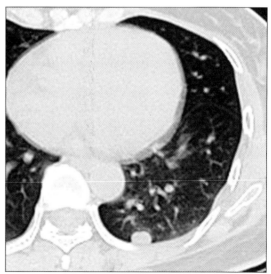

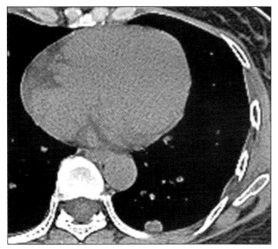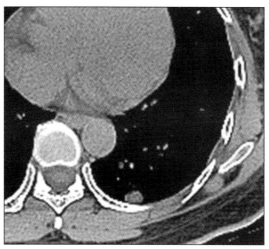

第六节
肺转移性肿瘤

原发于其他部位的恶性肿瘤，转移到肺部非常多见，大多为血行转移。常见的原发恶性肿瘤有胃肠道、泌尿生殖系统、肝、甲状腺、乳腺、骨、软组织、皮肤癌肿和肉瘤等。肺转移性肿瘤大多数无明显的表现，少数病例可以有咳嗽、血痰、发热和呼吸困难等症状。一般在诊疗和随访原发肿瘤的患者时，经胸部 CT 检查才被发现。

胸部 CT 图像显示两肺内有多发圆形致密阴影，大小不一，边缘光整，密度均匀，周缘无毛刺。

肺转移性肿瘤一般是恶性肿瘤的晚期表现。两侧肺出现广泛散在转移的患者，没有外科手术的适应证。但对符合以下条件的患者，可以进行手术治疗，以延长患者的生存期：①原发肿瘤已得到比较彻底的治疗或控制，局部无复发，身体其他部位没有转移。②肺部只有单个转移瘤，或虽有几个转移病变，但均局限于 1 个肺叶或一侧肺内，或肺转移瘤虽为两侧和多个，但估计做局限性肺切除术，患者肺功能还能耐受者。③患者的全身情况、心肺功能良好。

手术方法应根据情况选择肺楔形切除术、肺段切除术、肺叶切除术或非典型的局限性肺切除术；甚至经胸骨正中或分二期行双侧肺转移性肿瘤切除术；或用超声刀协助做局限性肺切除术；或冷冻切除术。由于肺转移性肿瘤手术达到根治目的较为困难，因而一般不做全肺切除术，对需做全肺切除术的患者应特别慎重。

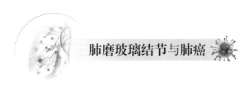
病例 1（宁某某，女，75 岁）

胸部 CT：	双肺多发实性结节，部分结节纵隔窗亦显影。
病理报告：	肺转移性肿瘤。

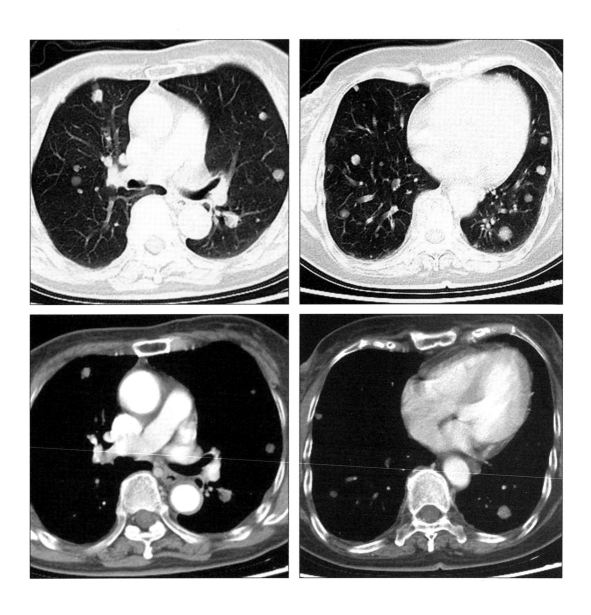

病例 2（叶某某，女，61 岁）

胸部 CT:	双肺多发实性结节，部分结节纵隔窗亦显影。
病理报告:	肺转移性肿瘤。

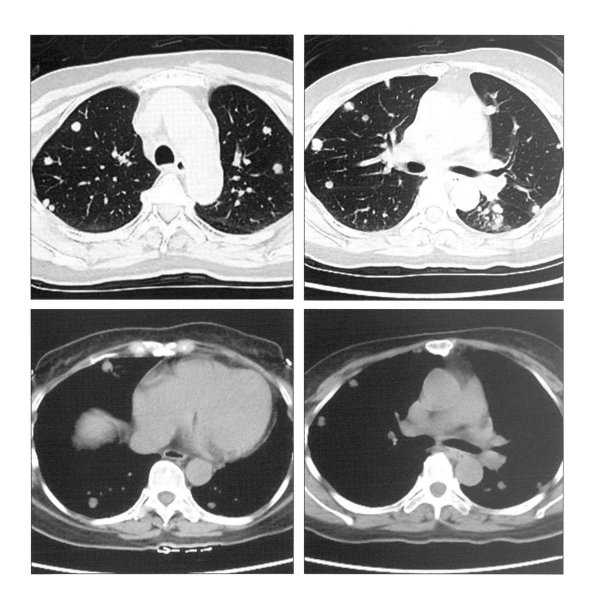

病例3（李某某，男，77岁）

| 胸部 CT： | 右肺下叶癌，双肺多发实性转移结节，部分结节纵隔窗亦显影。 |
| 病理报告： | 右肺下叶癌，肺内转移性肿瘤。 |

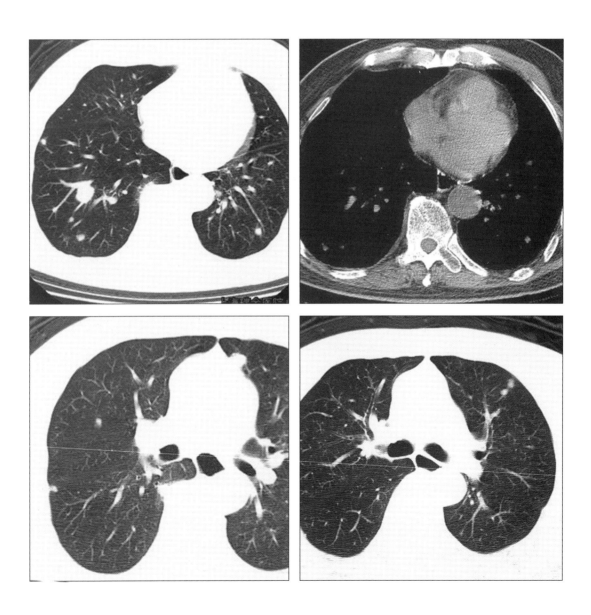

病例 4（袁某某，男，20 岁）

胸部 CT：	双肺多发实性结节影及团块影，增强后结节可见强化。纵隔窗亦显影。
病理报告：	耻骨软骨瘤肺转移。

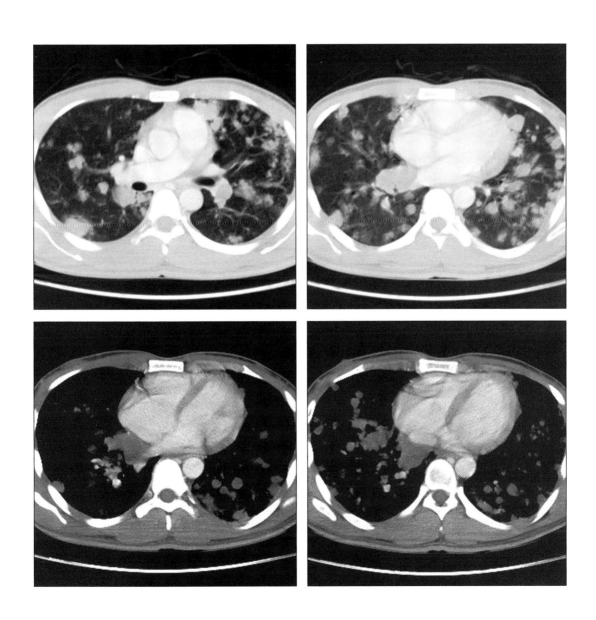

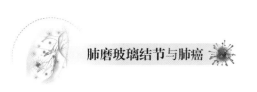

第七节
肺淋巴瘤

肺淋巴瘤是比较少见的肿瘤，主要是起源与黏膜相关的淋巴组织。在病理分类上，低恶性度的 B 细胞淋巴瘤的治疗效果比较好，预后也较好，规范治疗能达到很好的治疗效果。还有一类是高恶性度的 B 细胞淋巴瘤，这一类淋巴瘤是极罕见的，治疗效果比较差，预后也比较差。另外，肺淋巴瘤根据部位不同，一部分好发于纵隔，淋巴瘤长大以后会压迫气管、血管，压迫气管引起气管狭窄，患者表现为呼吸困难；压迫血管可能会导致上腔静脉的受压阻塞，形成上腔静脉阻塞综合征，当出现上述症状，就很容易发现。另外，还有一部分肺淋巴瘤发生在肺实质内，症状不是很典型，往往是出现了咳嗽、咳痰等症状就诊或者是在体检的时候，才会被发现。

病例 1（张某某，女，51 岁）

胸部 CT：	两肺多发散在磨玻璃影，右肺下叶为著，右肺下叶磨玻璃影有分叶征、毛刺征，最大直径 17 mm。平扫密度为 −185 HU。
术后病理报告：	右肺下叶结节为边缘区 B 细胞淋巴瘤。

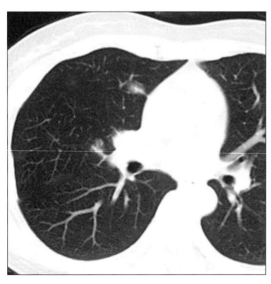 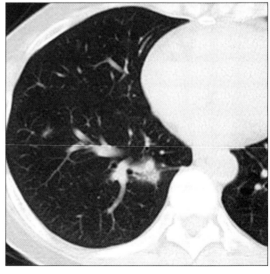

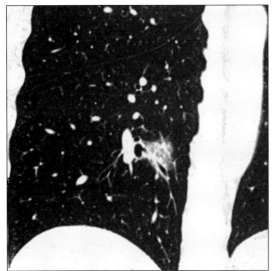
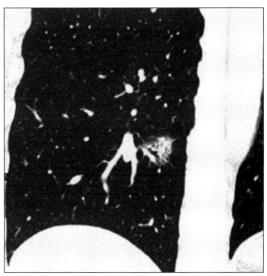

第四章 Chapter 4
其他良性肺结节的影像学表现

第一节
肺错构瘤

肺错构瘤是指正常肺组织的构成成分数量异常、排列异常或分化程度异常等所形成的肿瘤样畸形。肺错构瘤不是真性肿瘤（也有研究者主张将其归为真正的肿瘤），而是胚叶的发育异常，起源于肺内正常组织，主要为软骨、纤维结缔及脂肪组织等形成的肿瘤样病变，因其性质及影像学特征近似良性肿瘤，CT可显示"爆米花"样或散在钙化，故列为良性肿瘤范围。根据其成分分为软骨型及纤维型，根据部位分中央型和周围型。发生于气管、叶支气管黏膜下称中央型，发生于肺内的称周围型，周围型多位于胸膜下。

绝大多数错构瘤生长在肺的周边部，有时突出于肺表面，临床上一般没有症状，查体也没有阳性体征，多在体检时发现，只有当错构瘤发展到一定大小，足以刺激支气管或压迫支气管造成支气管狭窄或阻塞时，才出现咳嗽、胸痛、发热、气短、血痰，甚至咯血等临床症状，这时也可以出现相应临床体征，如哮鸣音或管性呼吸音。

从病因上来说肺错构瘤并不是很明确，故无有效的预防措施，目前更多的是要注意慎重选择手术方式，对需要进行手术治疗的患者，尽量保存其正常肺组织，避免手术过度，这也成为近年来外科治疗此类患者的原则。

病例 1（华某某，男，58 岁）

胸部 CT：	右肺中叶实性结节，直径 7 mm。纵隔窗亦显影。
术后病理报告：	右肺中叶结节为错构瘤，以软骨成分为主。
肿瘤标记物：	阴性。

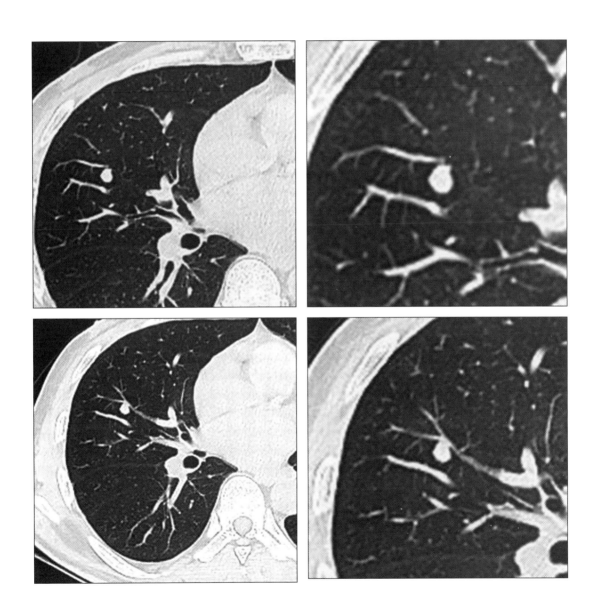

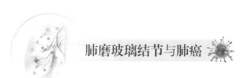

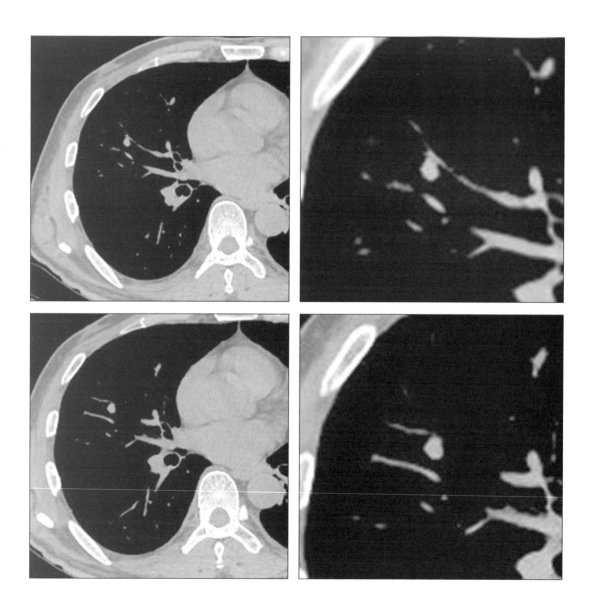

病例2（姜某某，男，40岁）

胸部CT:	左肺上叶实性结节，直径9 mm。肺窗表现为偏实性结节，纵隔窗亦显影。
术后病理报告：	左肺上叶结节为错构瘤，以软骨成分为主。
肿瘤标记物：	阴性。

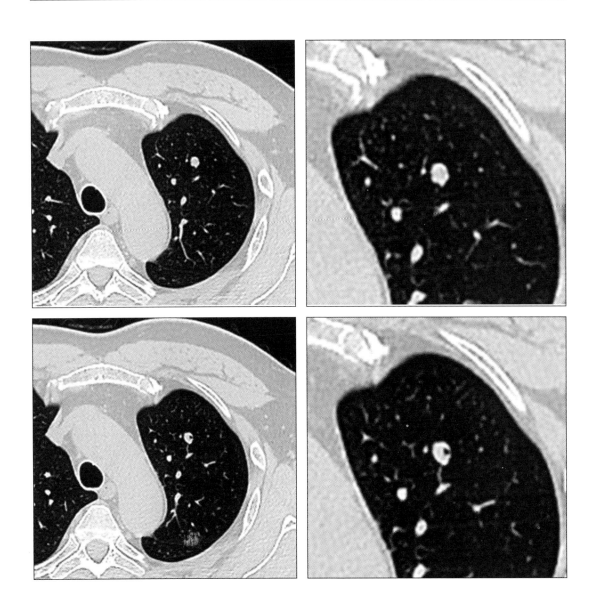

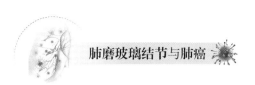

下图为纵隔窗。

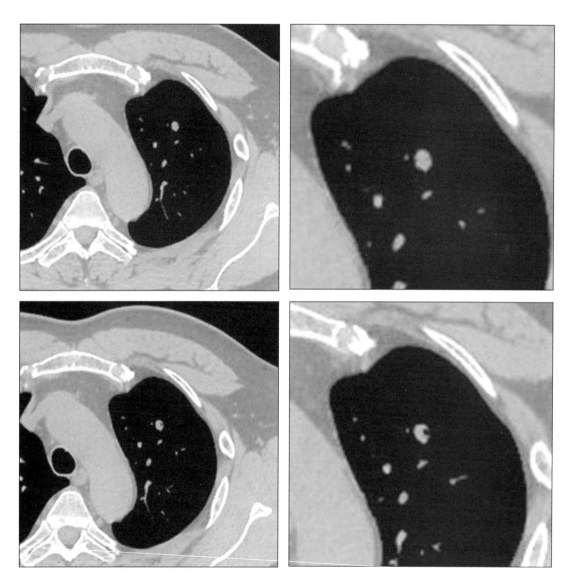

病例3（周某某，男，45岁）

胸部CT：	右肺下叶实性结节，直径10 mm。肺窗表现为偏实性结节，纵隔窗亦显影。
术后病理报告：	右肺下叶为错构瘤，以软骨成分为主，含有少量脂肪成分。
肿瘤标记物：	阴性。

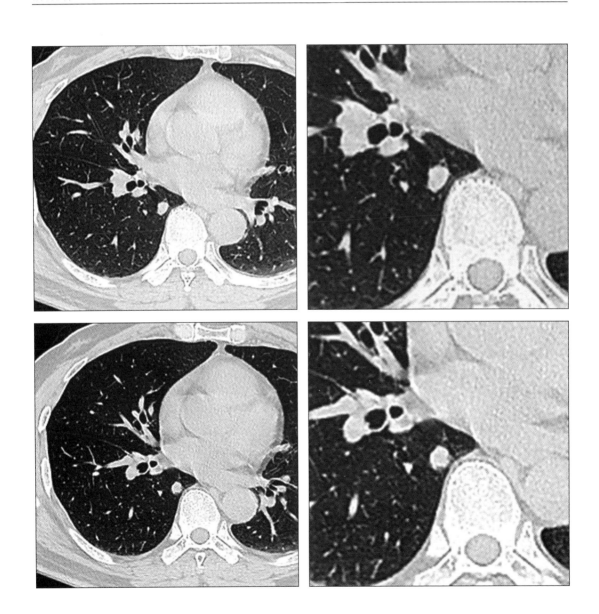

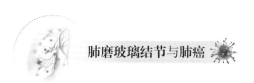

下图为纵隔窗。

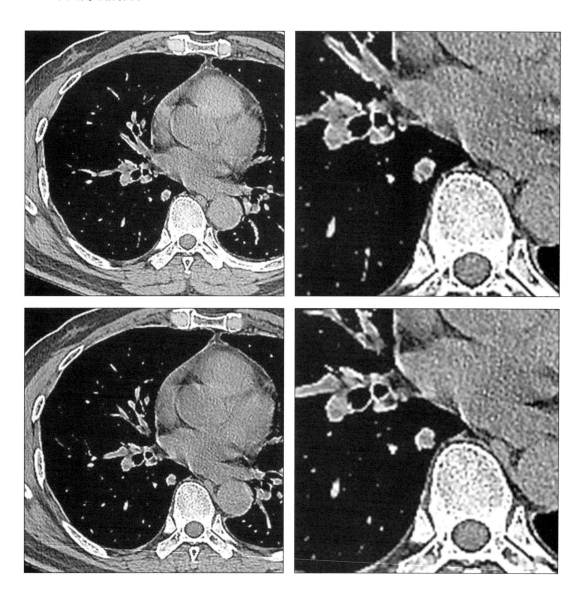

病例 4（徐某某，女，48 岁）

胸部 CT：	右肺上叶实性结节，直径 23 mm 边缘光整，内见不规则钙化影。
术后病理报告：	右肺上叶结节为错构瘤。
肿瘤标记物：	阴性。

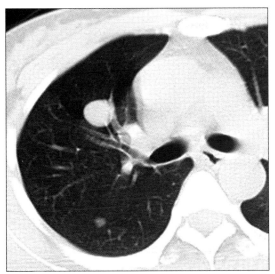
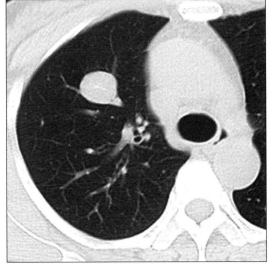
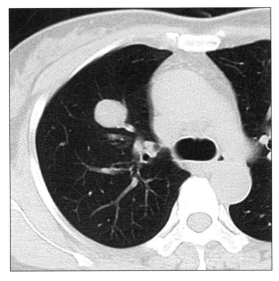

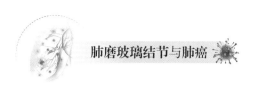

第二节
硬化性肺泡细胞瘤

硬化性肺泡细胞瘤是一种少见的肺内良性肿瘤，好发于中年女性，临床表现无特异性，在 CT 上多为孤立的类圆形软组织结节，边界清晰，密度均分，增强扫描多为明显均匀性强化，病灶周围可出现空气新月征、血管贴边征等特殊征象。

病例 1（杨某某，女，59 岁）

胸部 CT：	右肺多发实性结节，最大者约 22 mm，边缘光整。
活检病理报告：	右肺结节为硬化性肺泡细胞瘤。

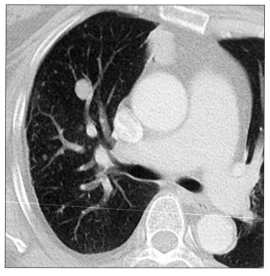 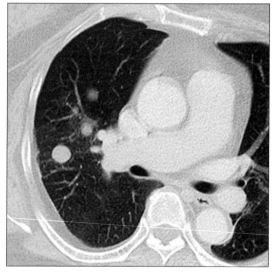

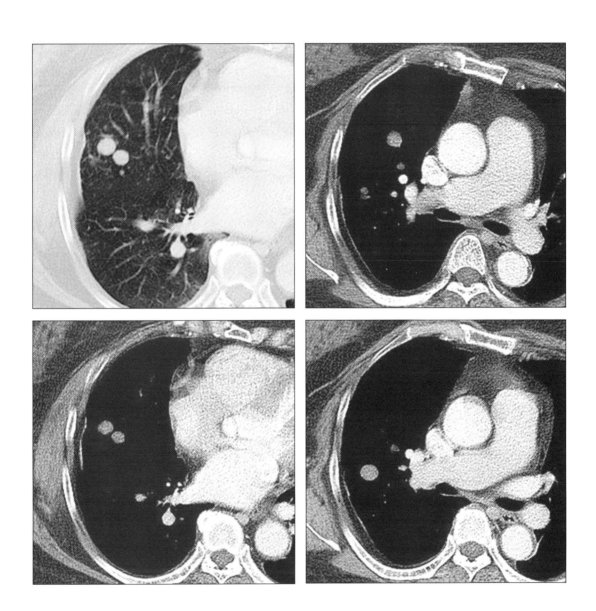

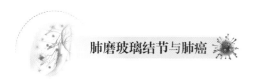

病例 2（徐某某，女，72 岁）

胸部 CT：	左肺下叶类圆形软组织影，大小约 19 mm×16 mm。纵隔窗亦显影。
术后病理报告：	硬化性肺泡细胞瘤。
肿瘤标记物：	阴性。

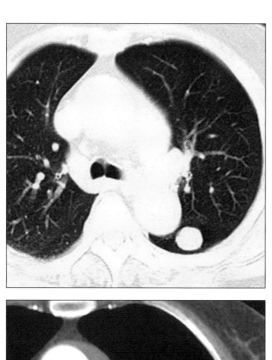
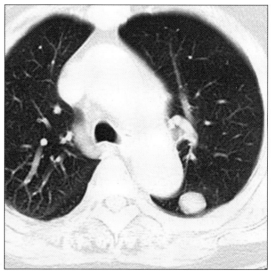
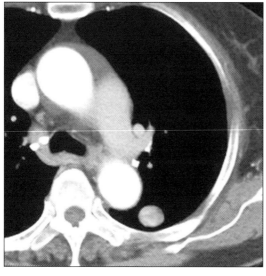
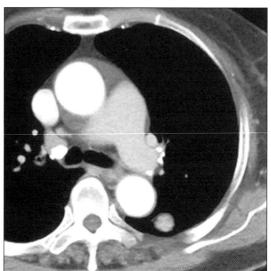

第三节
肺硬化性血管瘤

肺硬化性血管瘤是一种少见的肺部良性肿瘤,以组织形态类似于皮肤组织硬化性血管瘤而得名,好发于成年女性,其临床症状与肿瘤的大小和发生部位有关,大多数是没有什么症状的,查体时偶然发现。

当瘤体比较大的时候可出现咳嗽、咳痰、痰中带血甚至咯血的症状,临床上没有什么特异性,肿瘤多为单发的肿瘤。

如果瘤体向支气管腔里生长可堵塞支气管引起阻塞性肺和肺不张,影像学上多表现为肺部圆形或类圆形,孤立的肿块,直径多在 3 cm 左右,边界清晰,密度均匀,偶尔可见钙化,当肺硬化性血管瘤进入支气管腔内,胸片可见肺段或肺叶的不张。

病例 1(孙某某,女,53 岁)

胸部 CT:	左肺上叶前段结节,长径约 20 mm,呈浅分叶,增强可见强化。
术后病理报告:	左上叶结节为硬化性血管瘤。

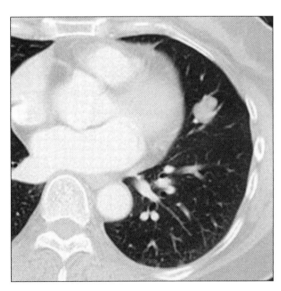
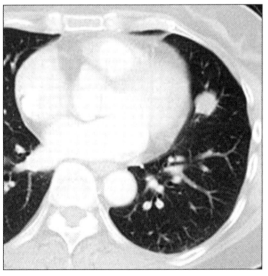

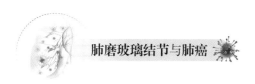

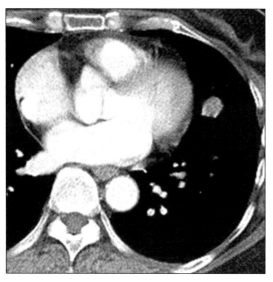
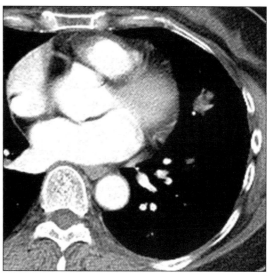

病例 2（李某某，女，54 岁）

胸部 CT：	右肺上叶前段结节，长径约 12 mm×10 mm，边缘光整，结节较半年前有所增大，并出现空泡。
术后病理报告：	右上叶结节为硬化性血管瘤。

    下图为 2019 年 1 月胸部 CT。

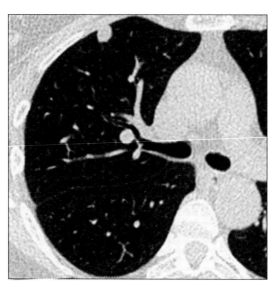
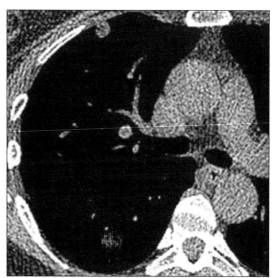

下图为 2019 年 7 月胸部 CT。

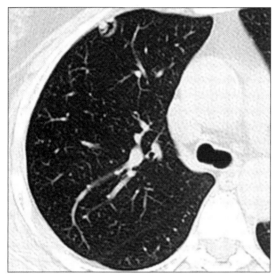 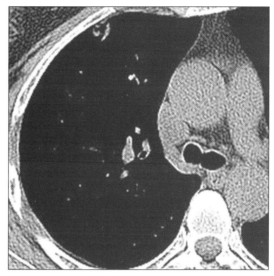

第四节
肺部炎性肉芽肿

  肺部炎性肉芽肿是指炎症局部以巨噬细胞增生为主,形成界限清楚的结节,是一种特殊的慢性炎症,分为异物肉芽肿、感染性肉芽肿。

  异物性肉芽肿通常是以进入组织内的异物为核心,周围有巨噬细胞、纤维母细胞、异物巨细胞等包绕,异物一般为木片、缝线、滑石粉、寄生虫虫卵等。感染性肉芽肿通常由于感染了特殊的病原微生物或寄生虫形成有相对诊断意义的特征性肉芽肿,常见的病原体有结核分枝杆菌、伤寒杆菌、梅毒螺旋体、真菌等。感染性肉芽肿可通过药物治疗减小或消失,如果经过用药,治疗效果不明显,可考虑采取微创手术切除。

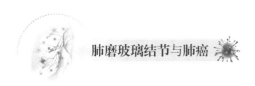

病例 1（应某某，男，52 岁）

胸部 CT：	右肺上叶前段不规则结节，长径约 16 mm，结节有支气管充气征。

穿刺活检病理报告：右上叶结节为炎性肉芽肿。

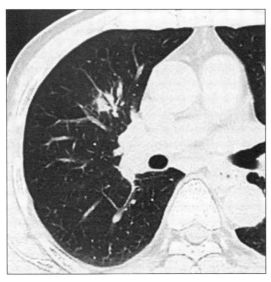
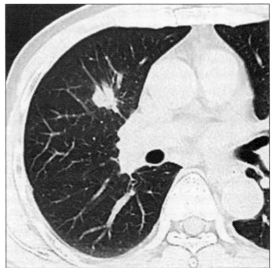
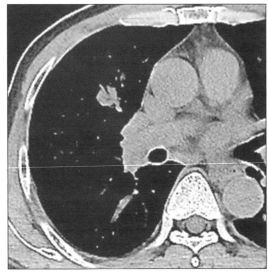
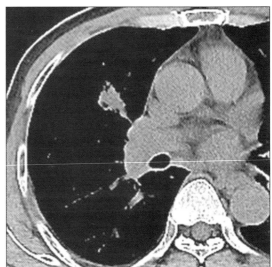

病例 2（唐某某，男，52 岁）

胸部 CT：	右肺上叶前段不规则结节，长径约 28 mm，结节有支气管充气征。
穿刺活检病理报告：右下叶结节为炎性肉芽肿。	

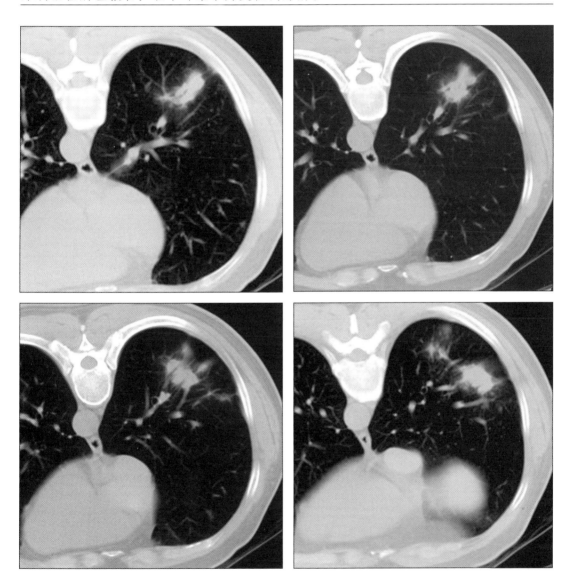

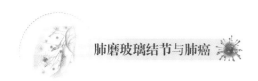

第五节
肺炎性钙化灶结节病例的影像学表现

病例 1（何某某，女，64 岁）

胸部 CT：	右肺上叶钙化结节，长径约 7 mm，密度高，结节有胸膜牵拉征。右肺下叶混合磨玻璃结节，约 1.1 cm（图示为右肺上叶钙化结节）。
术后病理报告：	右上叶结节为炎性钙化。右肺下叶为微浸润腺癌。
肿瘤标记物：	阴性。

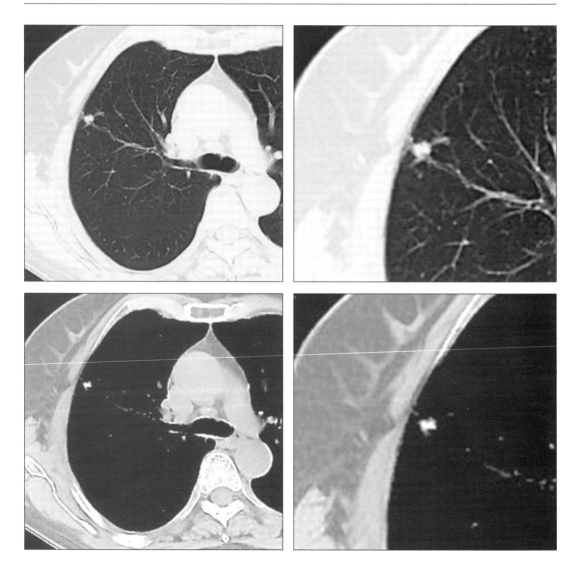

第五章 Chapter 5
感染性结节及病灶的影像学表现

第一节
肺结核感染

结核病是由结核分枝杆菌引起的慢性传染病，可侵及许多脏器，以肺部结核感染最为常见。排菌者为其重要的传染源。人体感染结核菌后不一定发病，当抵抗力降低或细胞介导的变态反应增高时，才可能引起临床发病。若能及时诊断，并予合理治疗，大多可获临床痊愈。

原发性肺结核有三个典型 X 线征表现。（1）肺原发病灶多位于上叶尖后段及下叶背段，其他肺野相对少见，为局限性斑片状阴影，中央较浓密，周边较淡而模糊，当周边炎症吸收后则边缘略清晰。（2）淋巴管炎：从原发病灶向肺门走行的条索状阴影，不规则，此阴影仅一过性出现，一般不易见到。（3）肺门、纵隔淋巴结肿大：结核菌沿淋巴管引流至肺门和纵隔淋巴结，引起肺和纵隔淋巴结肿大。表现为肺门增大或纵隔边缘肿大，淋巴结突向肺野。增大的淋巴结有时可压迫支气管，引起相应肺叶的不张。原发病灶经治疗后易于吸收，少数原发病灶可以干酪样变形成空洞。但淋巴结炎常伴不同程度的干酪样坏死，愈合较慢，愈合后可残留钙化。当原发病灶吸收后，原发性肺结核则表现为胸内或纵隔内淋巴结结核。淋巴结内部干酪灶可破溃至血管和支气管产生血行或支气管播散。

胸部 CT 扫描可更清晰发现肺门及纵隔淋巴结增大，显示其形态、大小、边缘轮廓和密度等，同时 CT 可早期发现原发灶内的干酪样坏死，表现为病灶中心相对低密度区。

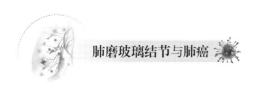

结核球病灶多圆形，多见钙化，有子病灶，少有胸膜皱缩，中心常有内壁光滑的薄壁空洞。结核有多灶性、多形态、多钙化，少肿块、少堆聚、少增强等表现。

病例 1（陈某某，女，61 岁）

胸部 CT：	两肺广泛粟粒样小结节，结节有胸膜牵拉征。右肺下叶混合磨玻璃结节，约 1.1 cm。
诊断：	双肺粟粒样肺结核。

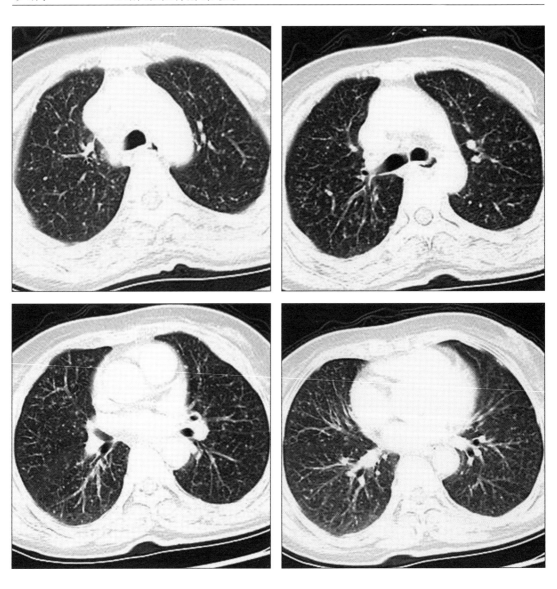

病例 2（李某某，男，16 岁）

胸部 CT：	右肺上叶尖后段、左肺下叶背段为主的散在点、片状磨玻璃影。
诊断：	肺结核。

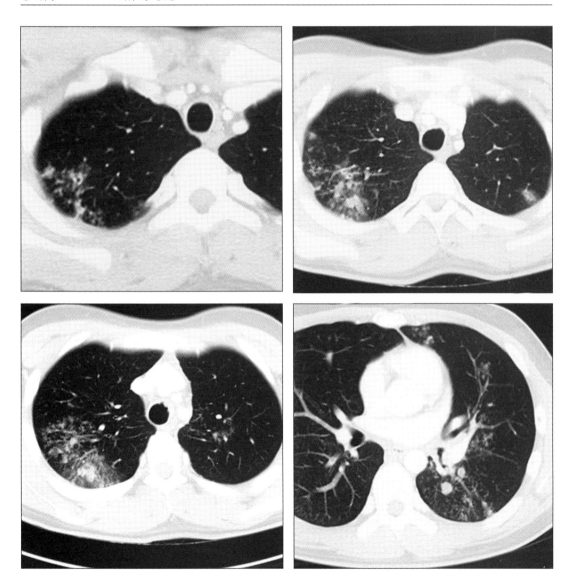

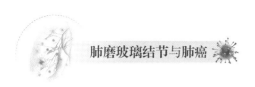

第二节
肺曲霉菌感染

　　肺曲霉菌病是一种真菌引起的肺部感染，人体感染真菌有两种方式，一种是原发性感染，为吸入大量被真菌孢子所污染的物质所致，较为少见；另一种是原发病变基础上的继发感染，如严重感染、恶性肿瘤、血液病、肝硬化等。真菌致病力弱，健康人体对真菌具有较强的抵抗力，只有当机体抵抗力降低时才能侵入组织、大量繁殖引起疾病。

　　真菌侵入肺组织后可引起一系列炎症反映，基本病理变化是凝固性坏死、细胞浸润和脓肿形成。慢性感染为肺纤维化或肉芽肿形成。肺曲霉菌病的临床表现无特征性，可有发热、咳嗽、呼吸困难、咯血及胸痛等。

　　胸部 CT 表现：（1）真菌造成支气管黏膜炎症反应，可引起管腔扩张，管壁增厚，形成支气管轨道征或环形影。（2）感染造成肺内空洞，曲菌球呈球形，密度多均匀，境界清晰，在空洞内呈游离状态，位置可随检查体位而变动。霉菌球与洞（腔）壁之间常留有新月形空隙，形成空气新月征。此为寄生型肺曲菌病的特征性表现。（3）早期可形成边缘模糊的球形或斑片状影，晚期可因坏死性炎症最终出现空洞，空气新月征可能出现在曲菌性结节（曲菌球）和周围炎症反应带之间。有时围绕中心实性肿块（菌球和凝固性坏死组织）周围显示环形密度较低的实变区，此为晕轮征。晕轮征病理基础为出血性肺梗死。

病例 1（丁某某，男，60 岁）

胸部 CT：	右肺上叶空洞影，内可见类圆形高密度影，周围肺组织少量渗出影。
诊断：	肺曲霉菌性肺炎。

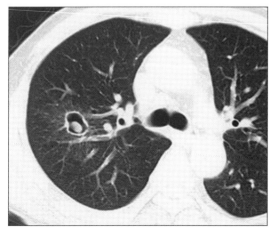
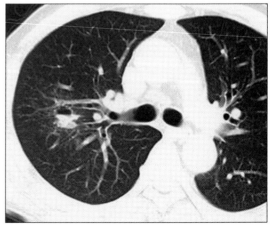

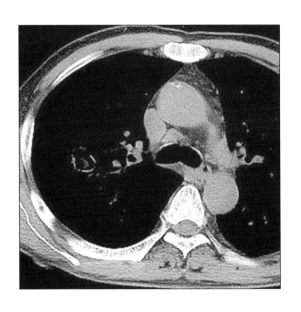

病例2（金某某，男，62岁）

胸部CT：	双肺多发条状、空泡、网格状密度增高影，周围肺组织可见磨玻璃渗出影，右肺上叶为著。
诊断：	肺曲霉菌性肺炎。

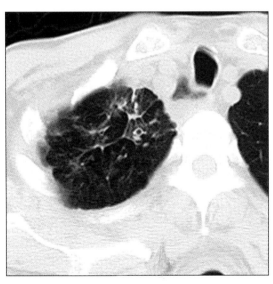 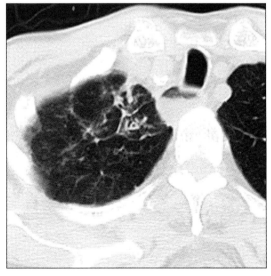

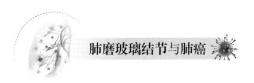

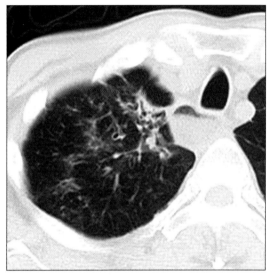
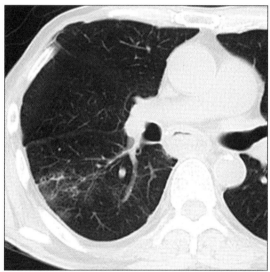
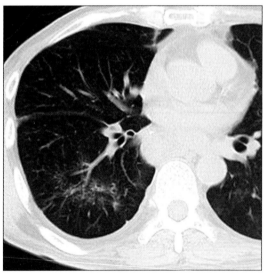
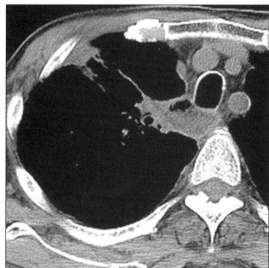

第三节
肺隐球菌感染

肺部隐球菌感染的初期，多数患者无症状，少数患者出现低热、轻咳、咳黏液痰，偶有胸膜炎症状。在免疫功能重度受损的患者中可发生急性呼吸窘迫综合征（ARDS）。X线表现为多形性，轻者仅表现为双肺下部纹理增加或孤立的结节状阴影，偶有空洞形成。急性间质性炎症可表现为弥漫性浸润或粟粒样病灶。需与肺结核、原发或转移性肺癌鉴别。X线表现可以是在任何一个肺叶出现任何类型的浸润、结节或渗出，无典型特征。

病例1（汤某某，男，40岁）

胸部CT：	右肺下叶两枚不规则实性结节影，约2 cm。平扫时密度为16 HU，增强时密度为35 HU。
诊断：	隐球菌性肺炎。

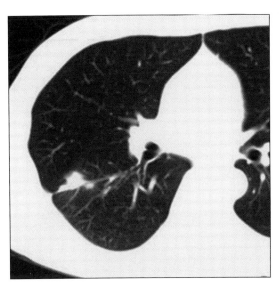
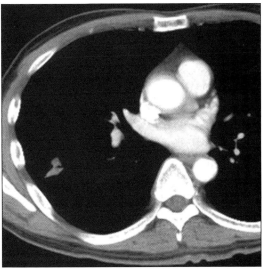

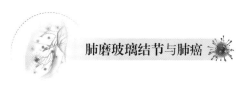

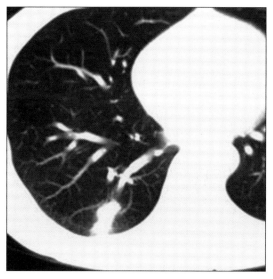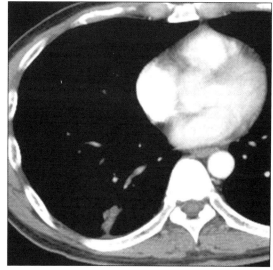

病例 2（王某，男，33 岁）

胸部 CT：	双肺多发实性团块影，约 3.5 cm×2.6 cm，周围可见磨玻璃影，左肺上叶为著，有分叶征、毛刺征、胸膜牵拉征、血管集束征。平扫时密度为 −62 HU。
诊断：	隐球菌性肺炎。

下图为 2017 年 7 月 5 日胸部 CT 表现。

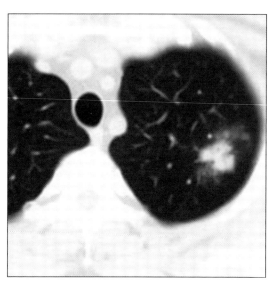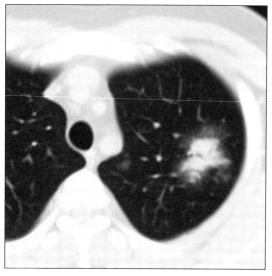

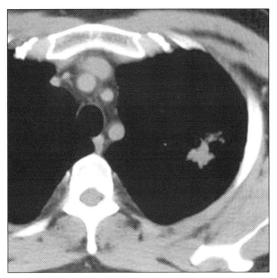 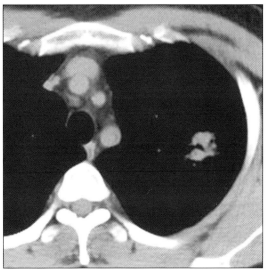

治疗后好转，下图为 2017 年 12 月 27 日复查胸部 CT。

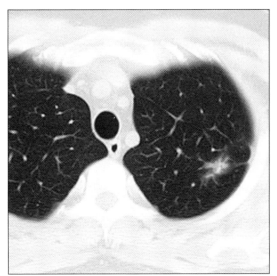 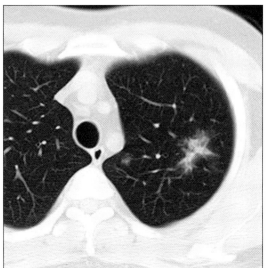